新入职护士培训系列丛书

外科常见疾病护理常规

总 主 编　陈荣秀　赵　岳

主　　编　魏　力　付　丽　马红梅

副 主 编　李　燕　金　奕　法天锷　谢　菲　齐华英

编　　者（以姓氏拼音为序）

程　茹　程　蕊　法天锷　付　丽　郭　曼　金　奕

康晋梅　李　娜　李　燕　卢　丽　马红梅　马雪玲

孟　艳　彭俊华　齐华英　沈　钺　谢　菲　魏　力

王维维　王文君　张　岚　赵　文　赵慧雯

学术秘书　李　娜

人民卫生出版社

图书在版编目（CIP）数据

外科常见疾病护理常规 / 魏力，付丽，马红梅主编.
—北京：人民卫生出版社，2018
ISBN 978-7-117-26099-2

Ⅰ. ①外… Ⅱ. ①魏… ②付… ③马… Ⅲ. ①外科 -
常见病 - 护理 Ⅳ. ①R473.6

中国版本图书馆 CIP 数据核字（2018）第 028785 号

人卫智网	www.ipmph.com	医学教育、学术、考试、健康，购书智慧智能综合服务平台
人卫官网	www.pmph.com	人卫官方资讯发布平台

新入职护士培训系列丛书
外科常见疾病护理常规

主　　编：魏　力　付　丽　马红梅
出版发行：人民卫生出版社（中继线 010-59780011）
地　　址：北京市朝阳区潘家园南里 19 号
邮　　编：100021
E - mail：pmph @ pmph.com
购书热线：010-59787592　010-59787584　010-65264830
印　　刷：三河市尚艺印装有限公司
经　　销：新华书店
开　　本：710×1000　1/16　　印张：13
字　　数：240 千字
版　　次：2018 年 3 月第 1 版　2018 年 3 月第 1 版第 1 次印刷
标准书号：ISBN 978-7-117-26099-2/R·26100
定　　价：36.00 元
打击盗版举报电话：010-59787491　E-mail：WQ @ pmph.com
（凡属印装质量问题请与本社市场营销中心联系退换）

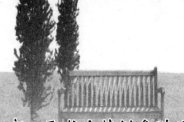 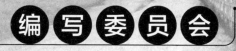

新入职护士培训系列丛书 **编写委员会**

主任委员 陈荣秀（天津市护理质控中心·天津医科大学肿瘤医院）
赵　岳（天津医科大学）

委　员（按姓氏拼音排序）
曹淑卿（天津市眼科医院）
狄红月（天津中医药大学第二附属医院）
董凤齐（天津医科大学肿瘤医院）
付　丽（天津医科大学第二医院）
林　梅（天津医科大学总医院）
刘亚平（泰达国际心血管病医院）
马红梅（天津市人民医院）
马新娟（中国医学科学院血液病医院·天津血液研究所）
宋晨婕（天津医科大学总医院）
孙　玫（天津医科大学总医院）
田　丽（天津市第三中心医院）
王　申（天津市第一中心医院）
王维宁（天津中医药大学第一附属医院）
王　莹（天津市第一中心医院）
王玉玲（天津市南开医院）
魏　力（天津医科大学总医院）
夏欣华（天津市泰达医院）
尹雪梅（天津市中心妇产科医院）
张清梅（天津医科大学总医院）
邹　萍（天津市儿童医院）

秘　书 张华甫（天津市护理质控中心·天津医科大学肿瘤医院）
董胜雯（天津医科大学）

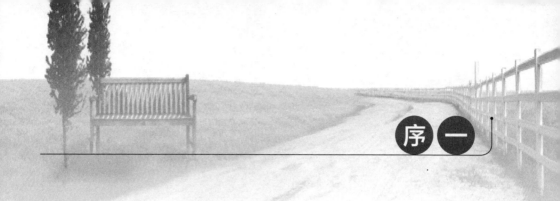

序一

在医学事业蓬勃发展的今天,护理事业发展受到政府和全社会的重视和支持。优质护理服务的深入开展使临床护理工作内涵不断丰富,服务领域不断拓展,对护理专业人员提出了更高的要求。据国家卫生计生委统计,2016年我国注册护士总数达350.7万,护士的专业素质和专业技术水平逐步提升,服务能力不断提高,在重大突发公共事件的医疗救治中发挥了重大作用。《全国护理事业发展规划(2016—2020年)》明确,到2020年全国注册护士总量将达到445万人,同时护理队伍面临着两大问题:人力资源短缺以及护理队伍的稳定性较低。在这样的情况下,壮大和稳定护士队伍,不仅在人员数量上增长,更要重视队伍质量建设,从身份管理变为岗位管理,建立完善科学的队伍管理机制,让"白衣天使"劳有所值。

此套书根据国家卫生计生委最新发布的各项标准和规定,结合改革的进展与成果,将护理专业各专科标准与国家卫生计生委标准相接轨,深入开展优质护理服务,推动临床护理服务模式改革及护士管理方式改革,是国内为数不多的全面细致讲述护理管理、科室管理的专业书籍,并且涵盖医院常见疾病护理常规、标准操作规程,为护理管理与操作提供可供参考的标准。同时,这套书可作为护理专业课教学参考书籍,有助于建立院校教育、毕业后教育和继续教育相互衔接的护理人才培养体系,强化临床实践教学环节,全面提高护理人才质量。

刘华平

2017 年 9 月

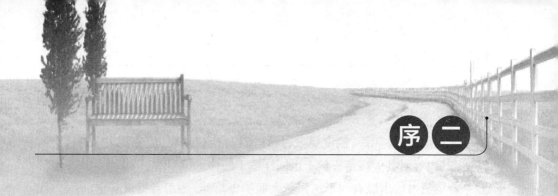

序二

2016 年，全国卫生与健康大会顺利召开。习近平总书记在大会上强调，没有全民健康，就没有全面小康，要把人民健康放在优先发展的战略地位，加快推进健康中国建设，努力全方位、全周期保障人民健康。护理工作是推进健康中国建设、深化医药卫生体制改革的重要组成部分。近年来，特别是党的十八大以来，护理工作坚持以人民为中心，不断提高护理能力和服务水平，在协助诊疗、救治生命、促进健康、促进医患和谐等方面作出了不可替代的贡献。

新入职护士培训作为护士上岗前的第一道关口，其培训质量将直接影响到护士未来职业生涯的全过程，因此新入职护士培训是护理管理工作的重中之重。带着这样的使命，天津医科大学护理学院与天津市护理质控中心组织天津市高校教师、部分三级甲等医院护理专家，共同编写了新入职护士培训系列丛书。

随着人民群众就医需求逐渐提升，护理工作相关法律、法规逐步健全，护理工作将不断适应新时期的新要求，逐步向规范化、专业化、信息化发展。天津市各医疗机构认真落实国家卫生计生委优质护理服务相关要求，实施责任制整体护理工作模式和护士岗位管理方式，历经长期临床实践积累了一定护理工作方法与实践经验，并与护理学院携手致力于天津高等护理教育事业、临床护理专业发展。该系列丛书的编写融合了国内外权威参考书籍、高级别循证护理证据、医疗机构临床实践经验与专家共识，既是天津市护理教育、护理管理文化长期积淀的结晶，也是院校与临床紧密结合、协同发展的重要成果。

丛书包括《护理管理》《护理技术标准操作规程及流程》以及《内科常见疾病护理常规》《外科常见疾病护理常规》《妇儿科常见疾病护理常规》《中医科常见疾病护理常规》《五官科、皮肤科和精神科常见疾病护理常规》七个分册。在丛书编写过程中，正值《全国护理事业发展规划（2016—2020 年）》《新入职护士培训大纲（试行）》等文件下发。丛书的编写紧密围绕"十三五"时期全国护士服务能力提升重大工程项目，从患者安全出发，对新入职护理需要掌握的标准规范、岗位职责、制度要求、操作流程、疾病常规、应急预案等进行全面阐述，其内容对其他高年资护士也同样适于阅读。

希望丛书的出版有利于加强新入职护士培养，为患者提供安全、专业、优质的护理服务；有利于医院建立长效的护士培训机制，培养一支人才梯队合理、综合能力达标的护理队伍；有利于提升医院科学护理管理水平、提高护理服务质量；有利于护理队伍在十三五新时期准确把握新形势，以深化医药卫生体制改革为契机实现新发展，让人民群众拥有更多"获得感"。

陈荣秀

2017 年 9 月

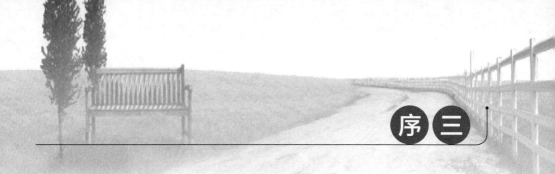

序 三

以南丁格尔的名义诠释人生

点燃一盏盏希望的烛火

她们手举爱的玫瑰与死亡握手

将芳香传递给苦难和疼痛的出口

……

这是世人对护士的完美诠释，也是对白衣天使的最高评价。

随着《中国护理事业发展规划纲要（2011—2015年）》的颁布实施，为促进护理学的健康发展，满足临床一线护士的专业需求，提高临床初级护士的专业水平，更好的为患者提供专业的照护，天津市护理质控中心和天津医科大学护理学院组织护理专业管理人员和技术人员，编写了此系列丛书，涵盖了医院护理管理和内、外、妇儿、中医、五官、精神科室常见疾病护理常规，以及单设一本护理标准化操作流程等内容。编写期间正值《全国护理事业发展规划（2016—2020年）》下发，在结合最新的国家政策和行业指南的基础上，更新完善了丛书内容，力争体现其科学性、前沿性、严谨性和实用性。

如今，护理专业是医学的重要分支，在医学专业中，护理学与临床医学同属于一级学科，其重要性和地位与日俱增。近些年来，护理学理论不断完善，形成与临床医学既有联系又有不同的学科体系。护理理论可以充实护理学的知识体系，并且指导科研和临床实践。护理学科的知识需要理论的发展以促进临床专业实践中科学和艺术的发展。希望此系列丛书不仅可以作为临床一线护理人员培训用书，也可作为护理学专业课教学的重要参考资料，使护理教育更贴近临床、更好地应用于临床。

感谢各位编者和读者同道们！

2017年9月

9

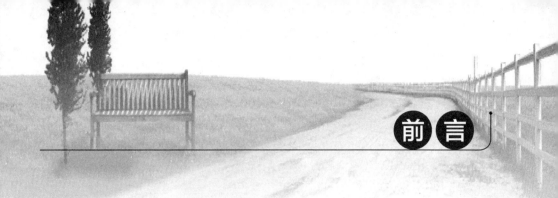

前言

　　随着护理学科发展的日新月异,手术方法、手术器械不断更新,围术期护理在不断更新与完善。为了便于低年资护士及时掌握了解外科常见疾病护理方法,我们邀请了多年从事外科临床护理工作的专家、教授结合国内外医疗技术新进展、现代护理发展新要求,经认真讨论和总结编写了《外科常见疾病护理常规》。

　　本书是新入职护士培训系列丛书之一,分为总论和各论,在总论中系统地介绍了外科一般护理常规、麻醉护理常规、营养支持护理常规、外科常见症状护理常规和加速康复外科护理常规。各论中包括普外科、泌尿外科、胸外科、心外科、神经外科、骨科、肿瘤外科、烧伤冻伤和器官移植常见疾病护理常规。本书在基础理论指导下结合临床,条目简明扼要,强调了对患者病情观察与评估、并发症观察与护理、心理护理和健康指导等内容,体现了整体护理的观念,使其能为临床工作和护理教学活动可遵循的规范和标准提供参考。

　　本书的编写得到了各级领导、专家大力支持和帮助,在此表示衷心的感谢。

　　本书虽经反复修改审校,仍难免有不妥之处,望广大护理同仁批评指正。

魏　力　付　丽　马红梅
2018 年 1 月

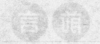

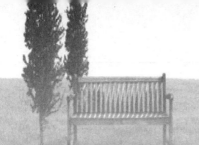

目 录

第一篇　总论 …………………………………………………………… 1

第一章　外科一般护理常规 ………………………………………… 1
　　第一节　入院护理常规 …………………………………………… 1
　　第二节　出院护理常规 …………………………………………… 2
　　第三节　术前护理常规 …………………………………………… 2
　　第四节　术后护理常规 …………………………………………… 4
　　第五节　外科微创技术护理常规 ………………………………… 5
第二章　麻醉护理常规 ……………………………………………… 8
　　第一节　全身麻醉护理常规 ……………………………………… 8
　　第二节　局部麻醉护理常规 ……………………………………… 9
　　第三节　椎管内麻醉护理常规 …………………………………… 10
第三章　营养支持护理常规 ………………………………………… 13
　　第一节　肠内营养护理常规 ……………………………………… 13
　　第二节　肠外营养护理常规 ……………………………………… 14
第四章　外科常见症状护理常规 …………………………………… 16
　　第一节　外科感染护理常规 ……………………………………… 16
　　第二节　外科休克护理常规 ……………………………………… 17
　　第三节　术后疼痛护理常规 ……………………………………… 18
　　第四节　术后发热护理常规 ……………………………………… 20
　　第五节　术后出血护理常规 ……………………………………… 21
　　第六节　腹痛护理常规 …………………………………………… 22
　　第七节　颅内压增高护理常规 …………………………………… 22
　　第八节　脑疝护理常规 …………………………………………… 25
第五章　加速康复外科下疾病护理常规 …………………………… 26

第二篇　各论 ··· 29

第六章　普外科常见疾病护理常规 ······················· 29
　　第一节　腹外疝护理常规 ··························· 29
　　第二节　腹部损伤护理常规 ························· 31
　　第三节　急性化脓性腹膜炎护理常规 ··············· 32
　　第四节　胃、十二指肠溃疡护理常规 ··············· 34
　　第五节　肠炎性疾病护理常规 ······················ 37
　　第六节　肠梗阻护理常规 ··························· 38
　　第七节　肠系膜血管缺血性疾病护理常规 ··········· 41
　　第八节　阑尾炎护理常规 ··························· 43
　　第九节　肛管疾病护理常规 ························· 44
　　第十节　肝脓肿护理常规 ··························· 47
　　第十一节　门静脉高压症护理常规 ················· 48
　　第十二节　胆石症护理常规 ······················· 50
　　第十三节　胆管损伤护理常规 ····················· 53
　　第十四节　急性胰腺炎护理常规 ··················· 54
　　第十五节　脾疾病护理常规 ······················· 56
　　第十六节　动脉疾病护理常规 ····················· 57
　　第十七节　深静脉血栓护理常规 ··················· 64

第七章　泌尿外科常见疾病护理常规 ····················· 66
　　第一节　肾损伤护理常规 ··························· 66
　　第二节　尿道损伤护理常规 ························· 67
　　第三节　良性前列腺增生护理常规 ················· 69
　　第四节　尿石症护理常规 ··························· 71
　　第五节　原发性醛固酮增多症护理常规 ············· 73
　　第六节　肾盂输尿管连接部梗阻护理常规 ··········· 75

第八章　胸外科常见疾病护理常规 ······················· 77
　　第一节　胸部损伤护理常规 ························· 77
　　第二节　自发性气胸护理常规 ····················· 79
　　第三节　脓胸护理常规 ····························· 80
　　第四节　支气管扩张护理常规 ····················· 82
　　第五节　胸腺瘤护理常规 ··························· 83
　　第六节　贲门失弛缓症护理常规 ··················· 85
　　第七节　食管憩室切除术护理常规 ················· 86

　　第八节　先天性胸壁畸形护理常规…………………………………………88

　　第九节　胸壁肿瘤护理常规…………………………………………………89

　　第十节　膈疝修补术护理常规………………………………………………90

　　附：胸腔闭式引流护理常规…………………………………………………91

第九章　心外科常见疾病护理常规……………………………………………94

　　第一节　发绀型先天性心脏病护理常规……………………………………94

　　第二节　非发绀型先天性心脏病护理常规…………………………………96

　　第三节　先天性心脏病介入治疗护理常规…………………………………97

　　第四节　瓣膜病护理常规……………………………………………………99

　　第五节　冠状动脉粥样硬化性心脏病护理常规……………………………101

　　第六节　主动脉瘤及主动脉夹层护理常规…………………………………103

第十章　神经外科疾病护理常规………………………………………………106

　　第一节　颅脑损伤护理常规…………………………………………………106

　　第二节　高血压性脑出血护理常规…………………………………………108

　　第三节　缺血性脑卒中护理常规……………………………………………109

　　第四节　颅内肿瘤护理常规…………………………………………………111

　　第五节　椎管内肿瘤护理常规………………………………………………112

　　第六节　颅内动脉瘤护理常规………………………………………………113

　　第七节　脑脓肿护理常规……………………………………………………115

第十一章　骨科常见疾病护理常规……………………………………………117

　　第一节　上肢骨折护理常规…………………………………………………117

　　第二节　断指再植护理常规…………………………………………………119

　　第三节　髋关节周围骨折护理常规…………………………………………121

　　第四节　骨盆骨折护理常规…………………………………………………124

　　第五节　下肢骨折护理常规…………………………………………………125

　　第六节　膝部损伤护理常规…………………………………………………127

　　第七节　足踝部骨折护理常规………………………………………………129

　　第八节　椎间盘突出症护理常规……………………………………………131

　　第九节　脊髓损伤护理常规…………………………………………………132

　　第十节　骨科常用治疗技术护理常规………………………………………135

第十二章　肿瘤外科常见疾病护理常规………………………………………141

　　第一节　甲状腺肿瘤护理常规………………………………………………141

　　第二节　乳腺肿瘤护理常规…………………………………………………143

　　第三节　肺肿瘤护理常规……………………………………………………145

　　第四节　食管肿瘤护理常规…………………………………………………147

第五节　结直肠肿瘤护理常规……………………………………… 150

第六节　原发性肝癌护理常规……………………………………… 152

第七节　胆管癌、胰腺癌护理常规………………………………… 154

第八节　膀胱肿瘤护理常规………………………………………… 156

第九节　原发性恶性骨肿瘤护理常规……………………………… 158

第十节　前列腺肿瘤护理常规……………………………………… 160

第十一节　胃部肿瘤护理常规……………………………………… 162

第十三章　烧伤冻伤常见疾病护理常规………………………… 164

第一节　热力烧伤护理常规………………………………………… 164

第二节　植皮术护理常规…………………………………………… 168

第三节　电烧伤护理常规…………………………………………… 169

第四节　化学烧伤护理常规………………………………………… 171

第五节　冻伤护理常规……………………………………………… 174

第十四章　器官移植常见疾病护理常规………………………… 176

第一节　肾移植手术护理常规……………………………………… 176

第二节　肝移植护理常规…………………………………………… 178

第三节　心脏移植护理常规………………………………………… 181

第四节　肺移植护理常规…………………………………………… 185

附录………………………………………………………………… 188

附录1　常用疼痛评估方法………………………………………… 188

附录2　癌症三阶梯止痛疗法……………………………………… 189

参考文献…………………………………………………………… 191

第一篇　总　论

第一章

外科一般护理常规

第一节　入院护理常规

1. 迎接患者,与计算机系统核对相关信息,为患者佩戴腕带,完善入院手续,告知患者及家属医院相关制度,如医保手续、作息制度、安全管理等温馨提示。为患者安排床位,通知责任医生。对急/危重症患者根据情况做好相应的抢救准备。

2. 引导患者至床单位,标识患者基本信息,如床头卡、护理等级、饮食、药物过敏等。

3. 入院介绍　病室环境、设施、责任医生、责任护士、作息时间、膳食服务、探视陪伴等。

4. 做好患者个人卫生,更换合体病号服。

5. 入院评估、做好记录　包括患者一般资料、基本评估、系统评估和专科评估。如姓名、性别、诊断、生命体征、身高、体重、意识状态、饮食、睡眠、排尿情况、吸烟史、饮酒史、既往病史、过敏史、宗教信仰、心理状况、自理能力等,以及与诊断相关的、需动态观察的症状与体征,具体内容应结合疾病特点。

6. 专科护理评估　一般包括皮肤评估、自理能力评估、跌倒坠床评估、营养评估等。根据评估情况确定护理问题,制订护理计划并实施,对高危患者应悬挂高危标识,提醒医务人员加强防范措施,向患者及家属告知并签署高危告知书,并进行宣教。

7. 按照护理程序为患者提供身体护理和心理护理,并对护理措施的实施及时进行效果评价,不断改进护理措施,为患者提供优质护理服务。

8. 保持病室清洁、整齐、安静、舒适、安全,室内空气清新,光线充足。

9. 遵医嘱执行各项治疗和护理,完成入院患者的标本采集、预约检查等。

10. 做好健康教育,包括用药知识及相关疾病知识宣教。

11. 入院后每日测量生命体征 4 次，连续 3 日；生命体征正常者，一级护理改为每日测量 2 次，二级护理或三级护理改为每日测量 1 次。如有病情变化随时测量，每日询问并记录大便次数。以后每周测量血压及体重，并记录在体温单上。

（齐华英）

第二节　出院护理常规

1. 及时处理出院医嘱，停止住院期间治疗医嘱，并通知患者及家属出院时间。
2. 告知患者或家属办理出院手续流程。
3. 指导其做好出院准备，整理个人用物、准备必要的物品。
4. 做好出院指导和健康指导，包括出院后饮食、服药方法及注意事项、运动和康复的方法，复诊时间及流程，居家自我护理方法及注意事项等。必要时提供书面材料。
5. 做好出院患者满意度调查，征求患者意见。
6. 做好出院患者床单位的终末消毒，清点床单位物品。
7. 注销计算机内患者治疗医嘱、基本信息、各项治疗单、护理单，并做好出院登记。将病历按出院顺序整理好，由病案室保存。
8. 提供延续性护理服务　通过预约随访、开设微信公众平台、专题讲座、电话追踪、上门服务等多种形式提供服务。

（齐华英）

第三节　术前护理常规

一、术 前 评 估

1. 评估患者的病情、配合程度、自理能力、心理状况。
2. 评估患者的体征、饮食、睡眠、排便、既往用药情况、既往病史等。了解女性患者是否在月经期，其初潮年龄。
3. 了解患者对疾病和手术的认知程度。

二、心 理 护 理

根据患者的年龄、文化程度、心理状况、家庭、社会支持情况等给予心理护理，缓解患者恐惧、焦虑等不良情绪，提高患者对住院环境适应能力，减轻对手术预后的顾虑。

三、术 前 准 备

1. 术前检查 协助医生完成各项化验及影像学检查。

2. 遵医嘱必要时进行血型检测并备血。

3. 遵医嘱做药物过敏试验,并记录。

4. 嘱患者做好个人清洁卫生,并按相应手术进行手术区皮肤准备。注意脐部、皱褶处皮肤的清洁。

5. 遵医嘱进行肠道准备 术前一日可给予清洁肠道、灌肠。胃肠道手术嘱患者术前 1~2 日进流质,结直肠患者术前 3 日进流质并口服肠道制菌药,酌情清洁灌肠,以减少术后并发感染的机会。幽门梗阻患者术前应留置胃管进行洗胃。若实施加速康复外科下手术,请参照第五章加速康复外科下疾病护理常规进行管路留置和胃肠道准备。

6. 遵医嘱术前一日给予镇静药,以保证良好的睡眠。嘱患者术前 8~12 小时禁食,术前 4~6 小时禁水。

7. 手术当日

(1)测量生命体征并记录,如有异常,通知医生。

(2)如妇女月经来潮,应及时通知医生停止手术。

(3)嘱患者取下发卡、手表、首饰、义齿等,排空膀胱,更衣,贵重物品交由家属保管。

(4)遵医嘱留置胃管/鼻肠管,根据手术医嘱及手术方式带齐患者病历、X线片和必要的手术物品等。检查手术部位并做好标记。与手术室护士做好交接记录。

(5)按麻醉方式、术式准备床单位、氧气、监护仪等物品及抢救物品。

(6)皮肤护理:手术当日,手术室护士根据患者年龄、营养状况、手术体位、时间等对患者易受压部位进行皮肤保护,防止压力性损伤的发生。

四、健 康 指 导

针对不同疾病、不同手术方式、麻醉方式进行相关知识的护理指导,使患者理解手术治疗目的及必要性,配合手术顺利完成。

1. 向患者介绍主管医生、护士及病室环境,讲解手术的目的、方法及麻醉知识。

2. 保持病室干净整齐,空气新鲜,减少噪音,创造良好的休息环境。

3. 讲解术前有效咳嗽、咳痰方法,告知术前戒烟的重要性,减少术后肺部并发症。

4. 用亲切的言语问候、轻柔的动作操作,建立良好的护患关系。术前一日手术医生、麻醉医生及手术室护士会对患者进行访视，可缓解患者心理压力。

5. 教会患者床上大、小便技巧。

6. 向患者讲解术后留置各种引流管的必要性及重要性，教会患者在活动时避免引流管打折、扭曲，特别是避免非计划性拔管发生。

7. 向患者讲解镇痛的重要性和方法，取得患者理解。

8. 讲解相关的疾病知识及术后注意事项，做好防治围术期并发症发生的指导。

（齐华英）

第四节　术后护理常规

1. 术后评估

（1）评估麻醉方式、手术方式、术中情况，以及用药情况。

（2）评估术后患者的意识状态、自理能力、疼痛、皮肤及各种安全评估。

2. 遵医嘱执行麻醉后护理常规。

3. 密切观察患者生命体征，意识状态、瞳孔及神志等情况。遵医嘱给予心电监护。

4. 保持呼吸道通畅，及时清理呼吸道分泌物，遵医嘱给予氧气吸入、心电监护。

5. 根据手术类型、麻醉方式及神志情况取恰当体位，注意保暖，防止受凉，并注意保护患者安全。

6. 妥善固定各种引流管并保持通畅，防止扭曲、打折、受压，防止脱落，注意观察引流液颜色、性质及量，并准确记录，出现异常及时通知医生。

7. 观察手术切口有无渗血、红肿等感染征象，敷料有无脱落，保持切口部位清洁干燥。

8. 根据医嘱及病情，合理安排输液顺序及滴速，注意营养补充和饮食情况。根据手术性质、麻醉方式遵医嘱给予肠内或肠外营养，给予禁食不禁水、流质、半流质和普通饮食。维持患者营养、水及电解质、酸碱平衡等。

9. 疼痛护理　执行外科术后疼痛护理常规。

10. 禁食、留置胃管期间，生活不能自理的患者，给予患者口腔护理或协助患者进行口腔清洁，根据口腔情况选择口腔护理频次。留置尿管期间，女患者进行会阴擦洗，男患者进行尿道口擦洗。

11. 皮肤护理　应用压力性损伤评估工具定时对皮肤进行评估，按时为患者实施预防皮肤损伤的护理措施，如给予体位垫、气垫床、骨隆突处给予泡沫敷料等,防止压力性损伤的发生。

12. 休息和活动　保持病室安静,减少对患者的干扰,保证其休息。术后无禁忌,鼓励患者尽早活动,减少相关并发症发生;术后指导患者下肢运动或穿抗血栓压力带、运用下肢静脉回流泵,预防深静脉血栓形成;但对休克、极度衰弱或手术本身需要限制活动者,则不宜早期活动。

13. 并发症的观察与护理

(1)术后出血:引流液量突然增加,颜色鲜红,心率加快,血压下降,尿排出量减少等失血性休克症状,应立即通知医生并遵医嘱给予止血补液治疗,若继续加重,应当采取措施,必要时迅速再手术止血。

(2)术后发热:体温超过38.5℃,予以物理降温,必要时遵医嘱给予进一步检查和处理。

(3)肺不张、肺炎:协助患者床上翻身、拍背、有效咳嗽等肺功能锻炼,遵医嘱给予雾化吸入。

(4)切口感染:保持切口敷料清洁,干燥,观察有无渗液、渗血情况并记录,遵医嘱给予抗生素预防切口感染。

(5)泌尿系统感染:留置尿管患者密切观察尿液颜色、性质及量,保持会阴部清洁,病情允许时鼓励患者多饮水,预防泌尿系感染。

(6)尿潴留:术后尿潴留多为全身麻醉后、切口疼痛、不习惯在床上排尿等引起。可采取以下措施:①稳定患者情绪,增加自行排尿信心;②病情允许时,可协助患者坐于床沿或下床等适当体位进行排尿;③用温开水洗/热水熏外阴部,以解除尿道括约肌痉挛,诱导排尿反射;也可按摩膀胱区及下腹部热敷,听流水声等方法诱导排尿;④必要时遵医嘱进行导尿,第一次放尿不可超过1000ml,应分次放出并控制尿液放出速度,不可过快;对于极度充盈的膀胱导出尿液超过500ml时,应保留尿管。

(7)预防下肢血液循环障碍和血栓形成:可应用相关的评分量表对患者进行评分,对高危患者提前采取预防措施。同时观察远端动脉搏动情况,皮色、皮温、下肢感觉、运动恢复情况,手术后无禁忌应鼓励早期下床活动。

14. 做好术后健康指导　包括体位、饮食、并发症预防措施、药物使用和术后康复等。

（齐华英）

第五节　外科微创技术护理常规

微创是指用最小的侵袭或损伤达到最佳外科治疗效果的外科技术,其包括腔镜外科技术、内镜外科技术和介入外科治疗技术。微创外科与传统手术相比,除具有相同的治疗效果外,还有创伤小、患者恢复快、住院时间短、感染率低、并发症少的优点,是 21 世纪外科发展的主要方向之一。

一、术前护理常规

1. 执行外科术前护理常规。

2. 术前评估 评估患者是否为微创适应证,既往手术史和疾病史。患者是否了解微创外科手术,能否配合手术顺利完成。

3. 皮肤准备 根据微创外科手术方式进行皮肤准备,如腹腔镜手术尤其注意脐部的清洁、介入手术尤其注意腹股沟处皮肤清洁。

4. 体位训练 微创外科手术特别是腔镜手术有时会采取特殊体位,如俯卧位、头低足高位。术前可对患者进行适应性训练,先从 30 分钟开始,直至达到手术预估时间。

5. 根据手术部位遵医嘱完善肠道准备,盆腔粘连者需清洁灌肠。

6. 心理护理 做好术前宣教,了解患者及家属对微创外科手术的接受程度,对可能出现问题的做好应对准备。与患者耐心进行沟通与讲解,使患者及家属消除对手术的恐惧感,能正确认识并接受手术。

二、术后护理常规

1. 执行外科术后护理常规。

2. 密切观察患者有无人工气腹并发症,如高碳酸血症、低氧血症、皮下气肿、腹胀、腹痛、气胸;腹壁穿刺并发症,如穿刺孔出血、腔内脏器(电)损伤、气体栓塞、心律失常,发现异常及时通知医生给予处理。

3. 体位 麻醉清醒后改半卧位,24 小时后鼓励患者下床活动,需在医护人员指导下先在床上坐 20 分钟,腿垂在床沿 20 分钟,床旁站立 20 分钟,慢走 20 分钟,如有头晕、恶心等不适,立即平卧。

4. 引流的护理 不同的微创外科手术有不同的引流,应做好导管妥善固定,密切观察引流液颜色、性质、量,并做好记录,避免非计划性拔管的发生。

5. 饮食护理 根据病情术后 6 小时患者可适量饮水,无并发症遵医嘱进食,由流食、半流质过渡到普食,宜少食多餐,避免进食易产气食物。

6. 并发症的观察及护理

(1)出血:术后严密观察生命体征及引流管情况,有出血倾向立刻通知医生。

(2)内脏损伤:术后 3~5 日,患者突然出现剧烈腹痛、恶心、呕吐、高热、白细胞增高等表现,应考虑内脏损伤,及时通知医生处理。

(3)气腹并发症:术后应仔细观察呼吸节律,皮下和阴囊有无气肿及气肿范围、大小。

（4）高碳酸血症和低氧血症：此为人工气腹并发症，对于原有肺功能障碍和手术时间过长的患者尤应注意。护士应高度重视，给予患者吸氧，使残留气体排出，纠正高碳酸血症，防治出现恶心、呕吐等并发症。

（魏　力）

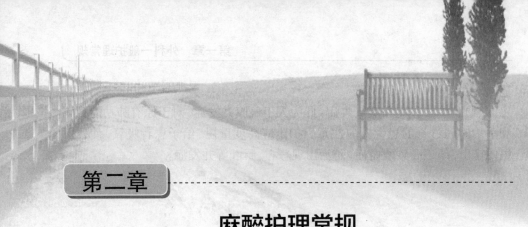

第二章

麻醉护理常规

麻醉是为手术治疗或其他医疗检查治疗提供无痛条件，是通过药物或其他方法使患者的身体或局部暂时失去知觉。根据临床麻醉作用部位和所用药物不同，临床麻醉可分为全身麻醉、局部麻醉、椎管麻醉、复合麻醉和基础麻醉。本章重点介绍全身麻醉、局部麻醉和椎管内麻醉护理常规。

第一节　全身麻醉护理常规

全身麻醉是麻醉药作用于中枢神经系统并抑制其功能，使患者神志消失、全身痛觉丧失、反射抑制以及一定程度的肌肉松弛。它是目前临床麻醉最常用的方法，可满足全身各个部位手术需求，较局部和椎管阻滞麻醉使患者更舒适和安全。按麻醉药进入体内的途径不同分为吸入麻醉、静脉麻醉。

一、麻醉前护理常规

1. 麻醉前需对患者进行访视，了解患者病情、解答其对麻醉的疑问，向患者及家属介绍麻醉方法、术中可能出现的意外、急救准备情况，术中的不适感，麻醉后常见并发症的原因、临床表现及护理措施，消除恐惧心理。

2. 评估患者一般情况、现病史及既往史、麻醉史、药物过敏史及用药史，判断患者对手术和麻醉的耐受力。同时评估患者的营养状况、皮肤状况、黏膜有无出血及水肿征象。对患者的血、尿、便常规，生化检查、影像结果做初步了解。

3. 身体准备　麻醉前尽量改善患者身体状况，纠正潜在的生理功能紊乱和内科疾病，使机体各项指标处于良好状态。成年人择期手术前禁食 8~12 小时，禁饮 4 小时；小儿术前禁食（奶）4~8 小时，禁水 2~3 小时，急诊手术也应充分考虑胃排空问题。

4. 适应性训练　如床上排便、排尿训练及术中所需特殊体位训练。

5. 手术当日护士核对患者姓名、床号、性别、年龄、诊断等，检查询问麻醉前用药的实施情况及禁食禁水的执行情况，取下义齿、发夹等饰品，嘱排空膀胱。

二、麻醉后护理常规

1. 了解麻醉方式、麻醉用药种类和剂量。了解术中失血量、输血量及补液量，术中有无麻醉意外发生。

2. 妥善搬运、安置患者，根据医嘱连接心电监护、氧气、胃肠减压、尿袋、引流袋等，保持各管路畅通，并妥善固定。

3. 保持呼吸道通畅，麻醉未清醒前取平卧位、头偏向一侧，密切监测患者的生命体征及意识状态，每 10~30 分钟测量血压、脉搏、呼吸及血氧饱和度 1 次，可根据医嘱实施连续心电监护直至生命体征平稳。监护过程做好相关记录，发现异常及时报告医生。

4. 患者清醒后根据医嘱给予饮食或禁食水，密切观察有无恶心、呕吐、呛咳等不适。注意及时清理口腔内分泌物、呕吐物，防止舌后坠抑制呼吸。

5. 患者清醒后根据医嘱、手术部位和各专科特点决定体位。加强皮肤护理，定时翻身。

6. 做好安全护理，患者躁动时加床档或使用约束带，防止患者坠床，同时积极寻找躁动原因。

7. 密切观察患者有无反流、误吸、气道梗阻、手术部位出血等并发症发生。

8. 做好患者指导　对术后仍存在严重疼痛，需带自控镇痛泵出院的患者，应教会患者及家属正确使用及护理方法。若出现镇痛泵断裂、脱落或阻塞者，及时就医。

（魏　力）

第二节　局部麻醉护理常规

局部麻醉，简称局麻，又称部位麻醉。麻醉药只作用于周围神经系统并使某些或某一神经阻滞；患者神志清醒，而身体某一部位的感觉神经传导功能被暂时阻断，但运动神经功能保持完好或同时有程度不等的被阻滞状态的麻醉方法。局麻具有简便易行，安全有效、并发症较少特点；适用于表浅的、局限的手术。根据麻醉药物作用部位不同分为表面麻醉、局部浸润麻醉、区域阻滞、神经阻滞麻醉。

一、麻醉前护理常规

1. 评估患者既往史、用药史、麻醉史、过敏史、身体状况等,判断患者对手术和麻醉的耐受力。

2. 评估局麻注射部位皮肤的完整性,有无破溃、感染等。避免药物注入血管内。

3. 局麻前和患者解释麻醉过程的注意事项,减轻紧张心理。

4. 局麻过程患者处于清醒状态,护士操作应轻柔,不说与手术无关的话;温柔的言语、轻轻地抚触可缓解患者紧张心理以及疼痛。

5. 一般局麻对饮食无特殊要求,但还是建议患者术前少食,以避免紧张、麻醉药过敏导致误吸。

6. 手术当日护士核对患者姓名、性别、年龄、诊断等,协助患者摆放手术体位。

7. 备好抢救车及仪器设备,以防麻醉意外。

二、麻醉后护理常规

1. 局麻对机体影响小,一般无需特殊护理。若术中用药剂量较大、手术时间较长,应嘱患者术后休息片刻,经观察无异常后方能离院。

2. 与医生、麻醉师作好交班,了解术中情况及术后注意事项。

3. 密切观察患者有无麻醉药毒性反应或过敏反应,如有口唇麻木、视物模糊、言语不清、意识不清,甚至呼吸心跳停止等;或出现荨麻疹、喉头水肿等,立即告知医生停用局麻药。给予吸氧,遵医嘱给予抢救药物等对症处理。

4. 局麻后体位无特殊要求,可正常进食。

5. 对患者做好术后健康指导,嘱患者注意观察手术部位有无出血等。

(魏 力)

第三节 椎管内麻醉护理常规

椎管内麻醉是指将麻醉药注入椎管的蛛网膜下隙或硬脊膜外腔,脊神经根受到阻滞使该神经根支配的相应区域产生麻醉作用,统称为椎管内麻醉。根据注入位置不同,可分为蛛网膜下腔麻醉(又称脊麻或腰麻)、硬膜外阻滞、腰硬联合麻醉、骶管阻滞麻醉。蛛网膜下腔麻醉适用于 2~3 小时以内的下腹部、盆腔、下肢及会阴部手术。中枢神经疾病、休克、败血症及高血压合并冠心病者等属于禁忌证。硬膜外麻醉适用于横膈以下各种腹部、腰部和下肢手术。

一、麻醉前护理常规

1. 评估患者的既往史、用药史、麻醉史、过敏史、身体状况等。判断患者对手术和麻醉的耐受力。

2. 评估患者腰部注射部位皮肤的完整性，有无破溃、感染等，以及脊柱有无病变，如脊椎外伤、畸形、类风湿脊柱强直等。

3. 完善术前准备，对已存在高血压、低血压及血容量不足的患者，有效控制血压，补足血容量。

4. 做好解释工作，向患者介绍麻醉、手术过程和术后必要的配合，以及麻醉后可能出现的并发症，缓解患者紧张、恐惧心理。

5. 指导患者练习床上排尿、排便及术中所需特殊体位等训练。

二、麻醉后护理常规

1. 术后去枕平卧 6 小时，以免术后发生头痛，6 小时后根据病情给予适当卧位。

2. 正确连接各种管路，妥善固定，保持通畅。

3. 心理护理　告知麻醉相关知识，缓解患者焦虑和恐惧。

4. 穿刺点敷料保持清洁干燥，穿刺点敷料有明显渗血或出血、硬膜外置管有移位或脱开迹象，及时报告医生。

5. 麻醉后并发症的观察与护理

（1）头痛：头痛主因腰椎穿刺时刺破硬硬脊膜和蛛网膜，脑脊液漏出，颅内压下降及颅内血管扩张刺激导致。如头痛者嘱其平卧，可遵医嘱给予镇静、镇痛药，亦可予以针刺合谷、内关穴。

（2）尿潴留：主因支配膀胱副交感神经恢复较晚，手术刺激膀胱、切口疼痛及床上排尿不习惯等。应鼓励患者尽早自主排尿，避免尿潴留的发生。若出现尿潴留可温热敷膀胱区（避开切口），或针刺足三里、三阴交、阳陵泉。若上述措施无效，予以导尿。

（3）硬膜外血肿：麻醉作用消失后观察双下肢温觉、触觉及运动功能是否正常，如双下肢不能活动，应考虑硬膜外血肿压迫脊髓的可能，及时报告医生。

（4）呼吸抑制：密切观察呼吸、血压和心率及面色的变化，有无呼吸抑制及低血压和心动过缓现象，如出现呼吸功能不全，应立即予以吸氧，一旦出现呼吸心搏骤停，立即进行心肺复苏术，必要时行气管插管、机械通气治疗。

（5）恶心、呕吐：及时清理呼吸道呕吐物，必要时药物治疗。

（6）低血压：可根据医嘱快速输液，补充血容量。

（7）神经损伤：最常见是脊神经根损伤，表现为局部感觉或（和）运动障碍。如出现感觉障碍，可对症治疗，数周或数月可痊愈。

（魏 力）

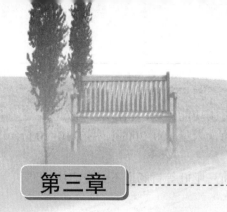

第三章

营养支持护理常规

第一节　肠内营养护理常规

肠内营养是补充营养的主要途径,当患者因原发病不能或不愿经口进食时,如胃肠功能良好或可耐受时,应首选肠内营养。肠内营养途径一般有鼻饲、胃造口、空肠造口输注。经鼻胃管或胃造口适用于胃肠功能良好的患者,鼻胃管多用于1个月内的肠内营养;胃造口适用于长期肠内营养。经鼻肠管或空肠造口适用于胃肠功能不良、误吸危险大的患者;鼻肠管适用于1个月内肠内营养,空肠造口适用于长期肠内营养。

1. 输注前护理评估　评估患者饮食状况、饮食习惯、胃肠道功能、有无肠道梗阻或腹泻等,评估患者有无手术、创伤既往史以及心理 - 社会状况。

2. 根据导管位置及病情,选择适宜患者的合适体位。一般采取30°~45°半卧位;意识障碍或胃排空迟缓应者取半卧位,以防营养液反流和误吸。同时回抽胃液,确定导管是否在肠道内。

3. 评估胃内残余量,每4小时抽吸并估计胃内残留量,若残留量100~150ml,应延迟或暂停输注,或遵医嘱加用胃动力药物,以防胃潴留引起反流而致误吸。

4. 妥善固定导管　鼻胃管或鼻肠管应妥善固定于面颊部;胃 / 空肠造瘘管应固定于腹壁;可采用高举平台法、人字形交织固定法、"T"形胶布加压固定法等。每班密切观察,确认导管深度,防止导管移位并做好标记。

5. 输注中保证导管通畅,避免扭曲、折叠、受压;用20~30ml温开水或生理盐水定时脉冲式冲洗导管;输注营养液前后、特殊用药前后需冲管,连续管饲则每隔4小时冲管。

6. 控制营养液的温度、浓度、速度,如需连续输注宜用营养泵保持恒定速度,并在12~24小时内持续滴注。营养液温度宜用加温器保持温度在

37~40℃间。输注速度从慢到快逐步增加,一般输注速度从 15~20ml/h 开始,逐渐达到全量(100~120ml/h)。如果患者胃肠功能良好,可选用按时分次给予方法,该方法可用喂食器分次缓慢注入,每次入量 100~300ml,并在 10~20 分钟完成。

7. 密切观察患者有无腹泻、腹胀及恶心、呕吐等胃肠道不耐受症状,倾听患者主诉。

8. 营养液应由营养师及主治医生联合制定配方,并遵循从低浓度开始输注,再根据胃肠道适应程度逐渐递增,以免引起胃肠道不适、恶心、呕吐、肠痉挛等。

9. 避免营养液污染、变质,营养液应现配现用,1 次仅配 1 日量,暂不用时置于 –4℃冰箱保存,并于 24 小时内用完;未开封的肠内营养液在保质期内常温储存,自制汤类自制成时间开始计算保质期限为 8 小时。保持调配容器的清洁,每日更换输注管,或当营养液内含有牛奶及易腐败成分时,放置时间应更短。

10. 保护黏膜、皮肤 长期留置导管者,可因其压迫鼻咽部黏膜而产生溃疡,应每日用油膏润滑鼻腔黏膜。胃、空肠造口者应保持造瘘口周围皮肤干燥、清洁。

11. 肠内营养液标识应清晰、醒目、统一;肠内营养液与肠外营养液应分两侧挂。

12. 及时发现并处理相关并发症 如导管移位、误吸、感染、糖代谢和脂代谢异常等。若患者突然出现呛咳、呼吸急促或咳出类似营养液的痰,应疑导管移位或胃反流,应暂停鼻饲。有糖代谢和脂肪代谢异常,应及时了解血糖、电解质等相关检测结果,以便及时调整配方或输注方式。

13. 健康指导 向患者解释肠内营养的目的、意义及重要性,饮食摄入不足和营养不良对机体可能造成危害;带管回家的出院患者做好居家自我护理指导。

(魏 力)

第二节 肠外营养护理常规

肠外营养(PN)分为部分肠外营养和完全胃肠外营养(TPN)。完全胃肠外营养是指由胃肠外途径(通常由静脉)以浓缩形式输入患者所需的蛋白质、脂肪、碳水化合物、维生素、微量元素、电解质和水分,以达到营养治疗的目的。肠外营养输注途径包括外周静脉和中心静脉,其选择需视病情、营养支持时间、营养液组成、输液量及护理条件等而定。当短期(< 2 周)、部分补充营

或中心静脉置管和护理有困难时,可经周围静脉输注;若长期、全量补充时则以选择中心静脉途径为宜。

1. 输注前评估患者的营养状况,根据测评结果调整治疗方案,逐渐过渡至肠内营养。

2. 完全胃肠外营养时应选用中心静脉。

3. 输注前评估胃肠外途径是否通畅,固定是否妥善。对于选用外周静脉患者注意评估静脉及输注液体的渗透压,以避免相关并发症发生。

4. 肠外营养液宜由经培训的医护人员在层流室或超净台内进行配制。

5. 合理安排输液顺序和控制输注速度。对已有缺水者,先补充部分平衡盐溶液。输液速度以 40~60 滴 / 分为宜,TPN 输注不超过 200ml/h,并保持连续性,避免肺水肿的发生。

6. 若 TPN 溶液输入前在冰箱内保存,应提前 0.5~1 小时取出复温。

7. 使用中心静脉输注时,严格无菌技术操作,按时对导管进行评估、维护;护士应该掌握中心静脉维护技术,能够识别导管相关并发症,如导管相关感染、导管相关血栓、静脉炎等。

8. 按医嘱监测外周血生化指标、电解质和血糖的变化,防止代谢性并发症。

9. 健康指导　告知患者及家属合理输注营养液及控制输注速度的重要性,告知患者不能自行调节输注速度,告知患者保护静脉导管的方法,避免翻身、活动、更衣时将导管脱出;当胃肠功能恢复或允许进食时,鼓励患者经口进食,以降低肠外营养相关并发症。当患者出院时,协助患者制订饮食计划,指导患者均衡营养,定期门诊复诊。

（魏　力）

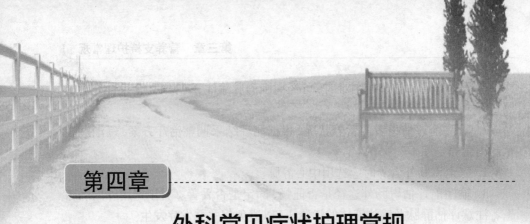

第四章

外科常见症状护理常规

第一节　外科感染护理常规

外科感染是指需要手术治疗的感染性疾病和发生在创伤、烧伤、手术后的感染,在外科领域中很常见,占外科所有疾病的 1/3~1/2。病程在 3 周以内的为急性感染,病程超过 2 个月为慢性感染,亚急性感染介于急性感染和慢性感染之间。按病菌入侵时间分为原发性感染和继发性感染。急性炎症最典型的表现是局部红、肿、热、痛和功能障碍。

1. 准确评估发生感染部位及性质,监测体温及白细胞计数。

(1)术后切口感染:①评估发生感染部位是否有局部疼痛或触痛,观察皮肤是否有肿胀、发红并伴有体温升高、脉率加快等症状,可疑为切口感染;②保护感染部位,避免受压,可采用物理疗法如红外线照射、微波治疗等;③保持切口敷料清洁、干燥,换药时严格执行无菌操作,观察切口及周围皮肤变化;④加强营养支持,增强抗感染能力;⑤遵医嘱合理使用抗生素;⑥若感染形成脓肿,需尽早手术切开引流。

(2)导管相关性感染

1)与尿管相关:①缩短留置导尿时间,评估有无尿痛及排尿困难,观察尿液颜色、性质,术后尽早恢复膀胱收缩功能,恢复自主排尿;②使用抗返流尿袋,保持引流管通畅,间断夹闭、开放尿管;③留置导尿期间严格执行无菌技术操作,定时清洁会阴部或尿道口。

2)与中心静脉导管相关:①评估穿刺点及其周围皮肤有无红、肿、热、痛等局部症状;②中心静脉导管维护中严格执行无菌技术操作以及操作流程;③如疑有导管相关性感染建议应尽早拔除导管;④严格遵循中心静脉使用适应证、禁忌证,治疗完毕宜尽早拔除。

3)与引流管相关:①观察引流液颜色、性质,妥善固定引流管并保持引流管通畅，避免打折、挤压等；②更换引流袋及引流瓶时严格执行无菌技术操作。

2. 根据感染部位、感染范围及感染程度遵医嘱合理应用抗生素。

3. 提高患者抵抗力，保证充足休息和睡眠，维持体液平衡。

4. 补充高能量、高蛋白、高维生素饮食。

5. 严重感染者宜尽早拔除导管并给予对症治疗；高热患者给予物理或药物降温、抗感染；疼痛剧烈患者给予止痛药物。

（魏　力）

第二节　外科休克护理常规

休克是指机体受到强烈致病因素侵袭后，有效循环血量锐减，组织血液灌流量不足所引起的代谢障碍和细胞受损的病理综合征。主要临床表现有血压下降、面色苍白、脉搏细弱、尿量减少、皮肤湿冷、静脉塌陷、表情淡漠、反应迟钝，甚至昏迷。病情常迅速恶化，如不及时抢救，组织器官将发生不可逆的损害而危及患者的生命。

外科常见的休克有低血容量休克和感染性休克。低血容量休克指短时间内大量出血，有效循环血量降低所致。感染性休克常见于急性腹膜炎、急性化脓性阑尾炎、泌尿系统感染等。低血容量休克以积极查找失血原因并给予止血、补充血容量为治疗原则；感染性休克以尽早处理原发病灶，有效使用抗生素，改善全身情况和增强免疫力为治疗原则。

1. 评估患者意识、生命体征变化，血压和脉搏是最常用的监测指标，尿量是反映组织灌流情况最佳的定量指标。

（1）评估患者的神志、精神状态变化，休克早期的躁动后转为抑郁淡漠，甚至昏迷。

（2）密切监测生命体征、尿量、微循环情况及其他脏器功能，发生异常及时通知医生。在休克早期血压尚未下降之前，脉搏多细速，甚至"摸不清"。皮肤色泽、温度和湿度反映外周血流灌注情况，皮肤苍白/发绀伴斑状收缩，表明微循环灌注不足。当尿量＞30ml/h，表示肾脏血液灌注已足。

（3）创伤及大出血的患者应准确、客观的记录出血量，尽快止血，加强患者血红蛋白及出凝血时间、血小板的监测。

（4）头及躯干抬高 10°~15°、下肢抬高 20°~30° 的中凹体位，也可取半卧位，保持患者安静，在血压不稳的情况下不能随意搬动患者。

2. 备好急救药品和物品，迅速建立静脉通路，尽量选择粗大的静脉，保证患者至少有 2 条静脉通路，必要时建立中心静脉通路，以便及时输入液体和药物。

（1）遵医嘱使用各种扩容液体及血管活性药物,使用过程中注意患者的反应,及时记录。

（2）保持静脉通畅、遵循输液原则;保持各种导管引流通畅,妥善固定,可给予必要的约束,防止休克初期患者躁动而意外拔管。

（3）准确记录24小时出入量,特别是失血量。

3. 严密监测患者体温、血常规(特别是白细胞)变化,保持呼吸道通畅,及时清除口腔、气道分泌物,避免误吸,清醒患者给予吸氧。

4. 有肠内营养的患者应抬高床头;对于需胃肠减压的患者应保证胃管的通畅。

5. 遵医嘱按时采集血标本,监测各项指标。

6. 严格无菌操作,防止交叉感染和院内感染的发生。

7. 病室环境安静、清洁、温湿度适宜,加强对患者的保温。体温过高时要采取适当降温,同时关注体温的变化。

8. 加强生活护理,定时翻身、拍背,防止各种并发症的发生。注意保持患者肢体的功能位,保护患者的隐私。

（魏 力）

第三节 术后疼痛护理常规

术后疼痛是一种急性疼痛,通常病程小于6周,是困扰外科手术患者的一个突出问题。据统计,75%手术患者有比较明显的术后疼痛。术后疼痛可致患者舒适改变、康复时间延长,应引起医护人员高度重视,目前已将术后疼痛管理视为提高患者安全性、促进患者早日康复的重要环节。术后疼痛管理的目标:减轻或消除因手术创伤引起的患者急性疼痛,避免疼痛对机体产生的不良反应,促进术后康复进程。

1. 准确评估、记录疼痛 评估疼痛的部位、程度、性质、持续时间、间隔时间、疼痛表达方式、疼痛加剧/缓解的因素、疼痛对患者影响有无伴随症状等;掌握疼痛评估方法;疼痛评估方法准确,评估结果客观。具体评估方法见附录一。同时加强对患者疼痛感受的主动询问,倾听患者主诉。

2. 合理应用超前镇痛,避免术后疼痛对机体产生的不利影响。术后麻醉药物药效尚未消失时,应按计划根据医嘱及时使用镇痛药。镇痛药物使用应遵循三阶梯给药原则,具体方法见附录2。

3. 避免诱发或加剧术后疼痛的因素

（1）创造安静的休息环境,调节光线,减少噪音,保持适宜的温度和湿度。

（2）加强心理护理，消除患者紧张情绪，尽量使患者保持平静心情。

（3）保持良好体位，定时更换卧位，确保患者的舒适。

（4）通过躯体或精神上的活动，转移患者对疼痛的注意力，如深呼吸、腹式呼吸、播放音乐等方式。

（5）对于因胸部疼痛影响呼吸者，应协助翻身、咳嗽，拍背时应避开切口，以不影响患者疼痛为宜；患者咳痰前可先给予止痛药，以防止因疼痛不敢咳嗽导致肺部并发症发生。

4. 疼痛评分，疼痛评分低于 5 分，每日评估 2 次；如评分高于 5 分，每日评估 3 次。

5. 自控镇痛术（PCA）的护理常规

（1）评估患者基本情况，全面了解患者病情，除生理状况外，还需考虑患者的智力、文化水平、年龄、经济能力等，对存在 PCA 禁忌证者，应选择其他镇痛方法。

（2）护士应掌握 PCA 泵的使用方法、参数设定（负荷量、背景剂量、锁定时间、限制剂量）和镇痛药特性。

（3）实施 PCA 前，应向患者及家属解释 PCA 的作用原理及不良反应，经患者及家属同意后方可使用。使用期间做好宣教指导，指导患者正确使用 PCA 泵，避免由于知识缺乏造成患者自行给药过量或给药不及时。

（4）患者术后返回病房时，护士应与麻醉师做好交接，确保 PCA 泵运行通畅，导管固定有效，熟悉 PCA 泵常见报警原因及处理方法。

（5）使用 PCA 泵时，若经硬膜外给药，应协助患者保持正确体位，防止导管受压、牵拉、打折导致管路不通或脱出，保持导管通畅。

（6）使用静脉 PCA 泵时，尽量使用单独的静脉通路，如必须使用 PCA 静脉通路输注其他液体，应严格控制初始给药速度，防止将导管内镇痛药快速冲入体内而发生危及生命的情况。

（7）患者回病房意识清醒后，将 PCA 手柄放在患者手里，告知患者疼痛时按动手柄，护士每 30 分钟进行一次疼痛评估，以及时调整镇痛药物剂量。

（8）PCA 泵应低于患者心脏水平放置，电子 PCA 泵勿接近磁共振仪器，不可在高压氧舱内使用。

（9）PCA 泵使用期间，应密切观察用药量、药物浓度、镇痛效果及不良反应，定时监测患者呼吸情况，记录患者的镇痛治疗方案。老年患者、低血容量患者在持续使用 PCA 时将增高呼吸抑制发生率。如镇痛效果不佳，及时通知医生，酌情追加药量。

（10）预防感染：无论静脉 PCA 还是硬膜外 PCA，穿刺时严格无菌操作，穿刺点消毒密封。导管留置时间不超过 2 周，2 周后宜重新穿刺置管，如发现硬膜外腔有感染征象，应立即拔出导管，进行抗感染治疗。

（11）预防并发症：患者使用 PCA 过程中如出现皮肤瘙痒、恶心呕吐、嗜睡、呼吸抑制、腹胀便秘、尿潴留等不良反应，护士应查看用药量、浓度、速度有无异常，防止药物过量引起或加重各种不良反应；如患者出现呼吸抑制等药物不良反应时，应及时采取抢救措施并详细记录。

6. 早期观察及时处理镇痛治疗产生的并发症

（1）呼吸抑制：临床表现为患者意识状态改变、嗜睡、呼吸深度减弱。接受镇痛治疗的患者应尽量行血氧饱和度监测，使用 PCA 泵镇痛的患者应定期监测生命体征，确保患者安全。

（2）尿潴留：多发生于镇痛治疗后 24~48 小时，应遵医嘱留置导尿管或静脉注射纳洛酮等。

（3）恶心呕吐：常见于用药后 4~6 小时，可遵医嘱使用甲氧氯普胺、东莨菪碱等药物治疗。

（4）腹胀便秘：对使用镇痛药物的患者应常规使用通便药。

（5）皮肤瘙痒：发生率较高，阿片类镇痛药用量增大时，发生率更高，应遵医嘱对症处理。

（6）过度镇静：硬膜外腔使用麻醉性镇痛药后还需定时进行镇静评分，根据评分结果调整镇痛药剂量。

（7）硬膜外感染：置管操作应严格无菌，每日查看置管局部并更换敷料，疑似感染时立即终止硬膜外镇痛，必要时采取相应的对症处理。

7. 做好患者教育指导　止痛前后向患者讲解止痛的方法，注意事项，可能出现的并发症等；掌握正确咳嗽的方法，协助患者变换体位，减少因身体活动不当对手术切口的压力或牵拉，缓解切口疼痛。

（魏　力）

第四节　术后发热护理常规

发热是指机体在致热原的作用下使体温调节中枢的调定点上移而引起的调节性体温升高。外科发热是术后最常见的症状。由于手术创伤的反应，术后患者的体温可略升高，变化幅度在 0.5~1℃，一般不超过 38.5℃，称之为外科手术热或吸收热，于术后 1~2 日逐渐恢复正常。

1. 评估患者生命体征、意识状态及发热的时间、程度、诱因，以及伴随症状等。

2. 监测体温变化，观察热型。病因明确的发热患者每日测量体温、脉搏、呼吸 4~6 次，直至体温降至正常三日后，可改为每日测量 2 次。

3. 及时检查手术切口部位有无红、肿、热、痛或波动感等术后感染症状。

4. 遵医嘱应用退热药物或物理降温,配合医生留取各种标本做化验检查。

5. 卧床休息,减少机体消耗。做好口腔护理,保持口腔清洁。

6. 补充水分防止脱水,必要时静脉补液纠正水、电解质紊乱。

7. 保持皮肤和床单位清洁、干燥,防止感染。

8. 注意事项　①冰袋降温时注意避免冻伤;②发热伴大量出汗者应记录 24 小时出入量;③对原因不明的发热慎用药物降温,以免影响对热型及临床症状的观察;④高热伴随抽搐、谵妄或惊厥者应注意安全;⑤对冷敏感的患者不宜使用物理降温法,擦浴禁止擦前胸、腹部及足底等处;⑥对有出血倾向、皮下出血点或皮肤破损者禁用酒精擦浴;⑦遵医嘱留取血培养标本。

（魏　力）

第五节　术后出血护理常规

术后出血是指由于术中止血不彻底或创面渗血未完全控制,术后结扎线脱落、原先痉挛的小动脉断端舒张、凝血功能障碍等原因引起的,常见于术后 24~48 小时内,可发生于手术切口、空腔脏器及体腔内。

1. 术后应严密观察各项生命体征及生理指标,评估有无低血容量休克的早期表现,如烦躁不安、心率加快、血压下降、尿量减少等。一般出血量大于 500ml 时会表现为出汗、乏力和心悸等。短时间内出血量超出 1000ml 时会表现为心率＞120 次/分,血压下降至 80mmHg 以下。

2. 观察手术切口处敷料有无渗出,如为血性渗出液,疑为手术切口出血应打开敷料明确出血状况。若出血量少,一般经更换敷料、加压包扎切口以及遵医嘱应用止血药物即可止血,并做好记录。

3. 术后常见引流管包括胃肠减压管、腹腔引流管、脑室引流管、"T"形管、胸腔闭式引流管、尿管等,应密切观察引流液性质、量及颜色变化,当引流液为淡红色,加强观察;若为鲜红色,腹腔引流量大于 100ml/h 或 500ml/24 小时应及时通知医生给予止血处理。胸腔引流量大于 200ml/h,应考虑胸腔内出血。

4. 若考虑术后出血,及时报告医生,立即给予患者平卧位、吸氧,并遵医嘱快速补液及止血药物,做好输血与再次手术止血的术前准备。

5. 术后应保持各引流管通畅,避免扭曲、打折、堵塞,引流瓶位置不能高于置管处,以便于及时观察有无体腔内出血。

（魏　力）

第六节 腹痛护理常规

腹痛是指由于腹部空腔脏器由于炎症、牵拉、黏膜缺血、糜烂、空腔梗阻等原因引起的腹部疼痛。外科腹痛特点是先有腹痛,后出现发热,腹痛或压痛部位较固定,常伴有腹膜刺激症状。

1. 准确评估腹痛的部位及程度,采用疼痛分级评分法、数字疼痛评分法、视觉模拟疼痛评分法等。

2. 严密观察腹痛的变化,了解疼痛的特点,除重视患者主诉外,还应通过观察神志、面容、生命体征等变化,判断腹痛的严重程度。

3. 应协助患者采取有利于减轻腹痛的舒适体位,对于烦躁不安患者,应加强防护安全措施,防止坠床。

4. 遵医嘱合理应用药物镇痛,禁止在未确诊前使用吗啡、哌替啶等止痛药,以免改变腹痛的临床表现,掩盖症状、体征而延误病情。

5. 当急性腹痛诊断未明确时,予以禁食,必要时进行胃肠减压,禁用泻药。

6. 腹痛患者不可轻易使用冷热疗法,应排除器质性病变后酌情使用,急腹症时不能热敷。

7. 避免诱发或加剧术后疼痛的因素 ①创造安静的休息环境,调节光线,减少噪音,保持适宜的温度和湿度;②加强心理护理,消除患者紧张情绪,尽量使患者保持平静心情;③转移患者对疼痛的注意力,如深呼吸、腹式呼吸、播放音乐等方式。

(魏 力)

第七节 颅内压增高护理常规

颅内压(intracranial pressure,ICP)是指颅腔内容物对颅腔壁所产生的压力。颅内压增高(intracranial hypertension,ICH)是常见临床病理综合征,是颅脑损伤、脑肿瘤、脑出血、脑积水和颅内炎症等所共有征象,由上述疾病使颅腔内容物体积增加,导致颅内压持续在 2.0kPa(200mmH$_2$O)以上,从而引起的相应的综合征,称为颅内压增高。颅内压增高本身对脑功能一般无明显损害。但见 ICP 高达 200mmH$_2$O 以上时,尤其局灶性 ICH,主要从两个方面导致脑功能损害:一是脑移位与脑疝;另一是脑血流量明显降低,致使脑缺血缺氧引起脑功能损害。对颅内压增高患者应及时给予脱水药降低颅内压并积极处理原发疾病,颅内压增高造成急性脑疝时,应紧急手术治疗。

一、术前护理常规

1. 病情评估与观察　密切观察生命体征,评估患者神志、瞳孔变化,有无头痛、呕吐、视神经盘水肿、双侧瞳孔不等大等圆、光反应消失以及 Cushing 反应出现。行颅内压监护的患者密切观察数值的变化,以掌握病情发展的动态。

2. 体位　患者取低坡卧位 20°~30°,以利静脉回流,有助于降低颅内压。

3. 饮食　进食清淡易消化的流质、半流质饮食,遵医嘱补充因脱水损失的水分。

4. 对便秘患者嘱勿用力排便,可用缓泻剂疏通大便,禁忌高位灌肠,以免颅内压骤然增高。

5. 保持呼吸道通畅　给予氧气吸入,有利于降低 ICP。对昏迷患者要特别注意保持呼吸道通畅,及时清除呼吸道分泌物防止误吸。

6. 降低颅内压,减轻脑水肿　遵医嘱行脱水治疗,注意观察记录出入量;亚低温治疗患者密切监测生命体征,降温及复温不宜过快,预防寒战、冻伤、出血等并发症。

7. 药物治疗　保持静脉通道通畅,遵医嘱予以药物治疗,补充电解质并调整酸碱平衡。观察药物疗效及副作用,准确记录出入量,维持出入平衡。慎用镇静、止痛药,禁用哌替啶、吗啡。

8. 心理护理　安慰患者,消除头痛时顾虑和恐惧,必要时依据医嘱给予药物治疗降低颅内压,缓解头痛症状。

9. 并发症的观察及处理

(1)有误吸的危险:颅内压增高患者出现频繁呕吐,应嘱患者暂禁食,排空胃内容物,减少腹胀,防止呕吐物吸入呼吸道。

(2)脑疝的危险:当颅内压持续增高时,患者常有不同程度的意识障碍、血压增高、心率减慢、呼吸深而慢等临床表现,立即通知医生,迅速建立静脉通路,给予 20% 甘露醇静脉输注。保持呼吸道通畅,必要时行呼吸机辅助通气等紧急抢救措施。

10. 健康指导　告知患者颅内压增高的早期症状并及时就医,指导患者保持情绪稳定和心态平和,避免诱因并保持大便通畅。配合医生积极治疗。

11. 术前准备　病因明确者,根据具体情况立即行手术或脑室穿刺引流。①完善各项化验及检查;②配血以备术中用血;③根据术式进行术前皮肤准备。

二、术后护理常规

1. 执行外科术后护理常规。

2. 脑室外引流术后护理常规

（1）保持患者安静，避免各种刺激，减少探视和人员流动。

（2）保持脑室引流通畅，勿使引流管弯曲、折叠、牵拉过紧，适当限制患者头部活动范围，防止引流管受压、阻塞、脱落。

（3）术后引流瓶的最高点应高于侧脑室平面15~20cm，以维持正常颅内压，并注意根据病情调整引流瓶高度。

（4）密切观察生命体征、神志、瞳孔及肢体活动等变化，有无颅内压增高表现。

（5）根据病情控制引流速度及量，禁忌过快、过多，以免引起低压性头痛或脑室压力骤然减低引起出血；详细记录每日脑脊液引流量，每日引流量不超过500ml为宜。

（6）观察引流液的颜色及性状：术后1~2日可呈血性，以后应逐渐转为淡血性至清亮；若脑脊液中有大量血液或血色逐渐加深，可提示有活动性出血；如脑脊液呈混浊或有絮状物应警惕有感染可能，均应立即报告医生。

（7）搬动患者前应先夹闭引流管，待引流瓶悬挂于一定高度后，方可开放引流，防止脑脊液逆流脑室。

（8）保持敷料清洁、干燥，发现渗液及时更换敷料；随时观察置管部位皮肤是否有发红、肿胀等异常情况。

（9）严格无菌操作，每日更换引流瓶，定期送检脑脊液以了解有无感染发生。引流时间超过7日应拔管并于对侧重新放置引流管。

（10）拔管前试行闭管24~48小时，观察生命体征、瞳孔，有无头痛、呕吐，血压升高。如有异常，应通知医生根据情况重新开放引流管。拔管后应注意置管处有无脑脊液漏发生。

3. 颅内压监测护理常规

（1）保持病室安静、整洁，定时开窗通风或空气消毒，限制探视。

（2）妥善固定好脑室引流管和颅内压监护探头，监测前正确调整传感器对应的零点数值，设置报警参数，保证颅内压监护仪运行正常。

（3）密切观察颅内压数值，避免各种引发颅内压升高的诱因，准确记录监测数据和各项信息。

（4）保持引流系统的密闭性，严格执行无菌技术操作，患者头下垫无菌巾，每日更换，如有污染立即更换。引流管留置超过7日应在对侧重新放置。

（5）保持脑室引流系统通畅，引流瓶放置在高于侧脑室额角15~20cm水平，观察并记录引流液量、颜色、性质。

（6）适当限制患者头部活动，避免牵拉造成脱出。

（7）做好患者及家属的心理护理、健康指导。

（金　奕）

第八节　脑疝护理常规

当颅内某分腔有占位性病变时,该分腔的压力大于邻近分腔的压力,脑组织从高压力区向低压力区移位,导致脑组织、血管及脑神经等重要结构受压和移位,有时被挤入硬脑膜的间隙或孔道中,从而出现一系列严重临床症状和体征,称为脑疝。根据脑疝发生的部位与疝出组织的不同,可分为许多类型并有不同的命名。如小脑幕切迹疝(或颞叶疝)、枕骨大孔疝(或小脑扁桃体疝)、小脑幕切迹上疝(或小脑蚓部疝)、大脑镰或胼胝体池疝(或扣带回疝)及蝶嵴疝或侧裂池疝。临床上以小脑幕切迹疝和枕骨大孔疝导致的颅高压危象最常见。患者一旦出现典型脑疝症状,应立即给予脱水药降低颅内压,确诊后尽快手术,去除病因。

一、术前护理常规

1. 密切观察脑疝危象　小脑幕切迹疝最典型的临床表现为剧烈头痛、患者意识障碍加重,很快进入昏迷。一侧半球占位性病变患者可出现患侧瞳孔扩大,光反应消失,对侧肢体运动障碍。由于中脑受到挤压,可出现去大脑强直。枕骨大孔疝主要是压迫延髓和上颈髓,危象发作时主要表现为呼吸浅而慢,可突然呼吸停止,临床要严密观察,发现异常,及时通知医生。

2. 脑疝的急救护理

(1)患者出现意识障碍加重、瞳孔不等大、血压增高、心率减慢、呼吸深而慢等临床表现时,立即通知医生,迅速建立静脉通路,遵医嘱给予强力脱水剂,由静脉快速推入或滴入。

(2)保持呼吸道通畅,给予氧气吸入,如无自主呼吸,即刻给予人工呼吸,协助医生进行紧急气管插管或气管切开术。

(3)抢救药物、器械备于床旁,积极配合抢救,做好抢救记录。

(4)密切观察患者病情变化,严格记录出入量,保持水和电解质、酸碱平衡。

(5)遵医嘱进行术前准备,配合医生完善术前各项化验与检查。

二、术后护理常规

执行颅内压增高术后护理常规。

(沈　钺)

25

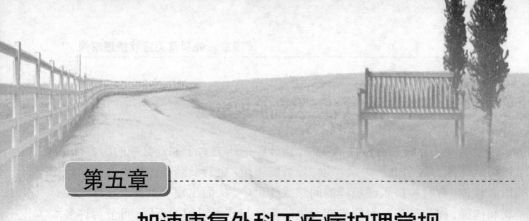

第五章

加速康复外科下疾病护理常规

加速康复外科理念(enhanced recovery after surgery, ERAS)指采用有循证医学证据的一系列优化措施应用于围术期护理中,以减少或降低患者的生理及心理创伤,达到快速康复目的。该理念由丹麦外科医生 Kehlet 首先提出,认为任何一项医疗措施对机体都是一次刺激,都可引起机体一定程度的应激反应,改变机体的神经、内分泌和稳态,而这些病理生理的改变与患者术后的康复进程、并发症的发生及严重程度都有非常密切的关系。ERAS 目前包括术前宣教、禁饮食时间、肠道准备、鼻胃管放置、合理应用药物、术中液体管理、早期进食、早期活动、合理镇痛等相关护理措施,是加速康复外科理念中不可缺少、至关重要的环节。

目前,ERAS 理念已应用于普外科、泌尿外科、心胸外科、骨科、妇科等多个外科专科,尤其在普外科领域应用得最为广泛和成功,取得了丰富临床经验。通过优化围术期的综合护理措施,极大缩短了术后住院时间、降低术后并发症、减少住院费用,从而改善临床结局。医护人员对这一理念有充分的认识并持以积极的态度,是 ERAS 能够在临床得以良好应用的前提。

一、术前护理常规

1. 术前教育与指导 术前向患者重点介绍 ERAS 实施的目的、方法及意义,介绍麻醉、手术及术后康复相关知识,使其对疾病及 ERAS 相关知识有更全面的了解,以便更好地配合医护人员。

2. 术前营养护理 营养不良是术后并发症的危险因素,筛查与治疗营养不良是术前评估的重要内容,在促进快速康复方面具有重要意义。对于营养不良的患者,术前应给予营养支持,术前营养支持的方式优先选择经口营养或肠内营养,根据患者个体情况设定每日营养目标。

3. 术前肠道准备 近期文献报道,关于结肠癌手术术前行肠道准备与不行肠道准备在治疗结果及术后并发症等方面并无显著性差异,加之肠道准备对患者是一个不良应激反应,会影响术前饮食及术前营养状态、致肠道菌群移位、脱水,酸碱失衡及电解质紊乱等,会增加术后吻合口瘘的发生率、延缓术后胃肠功能恢复。因此,ERAS 建议手术前不再常规进行机械性灌肠或服泻药行肠道准备,以避免导致患者脱水及电解质失衡。

4. 术前禁食禁水护理　传统的术前准备为禁食 12 小时、禁水 4 小时,这将对机体内稳态产生极为不利的影响,导致机体消耗加大,抗感染能力下降,影响组织修复和切口愈合。ERAS 建议无胃肠道动力障碍患者术前 6 小时禁食固体饮食,手术前 2 小时禁食清流质。若患者无糖尿病史,推荐手术 2 小时前喝含碳水化合物的饮品,这样不仅可以缓解术前口渴、饥饿和烦躁,而且有利于抑制手术后的分解代谢。

5. 术前鼻胃管放置护理　近期的研究表明鼻胃管能减弱食管下段括约肌功能和胃肠蠕动,诱发吸入性肺炎、肺部感染、术后胃肠功能恢复减慢。因此,ERAS 建议术前不常规放置鼻胃管,尤其结直肠手术术前不留置鼻胃管已成共识,目的是减少留置鼻胃管对机体产生的不良应激反应,促进术后加速康复,而鼻胃管放置只适用于某些特殊手术及术后严重腹胀、难治性呕吐患者。

6. 术前用药护理　提倡术前 30 分钟预防性静脉应用抗生素一次,如果手术时间＞3 小时再于术中追加一次。术前应用一些药物(如糖皮质激素)可以降低应激反应,以利于患者康复。

7. 术前患者心理护理　术前心理护理是 ERAS 中的重要内容,术前对患者及其家属进行必要的心理疏导,针对具体病情,做耐心细致的解释及安慰,详细地告知康复各阶段可能的时间、促进康复的各种建议、鼓励早期口服进食及下床活动的建议等对缓解其紧张和恐惧心理,积极配合手术、平稳度过围术期,减少术后并发症十分重要。

二、术中护理常规

1. 麻醉方式的选择　加速康复需要多学科协同合作共同实现,手术所采用的麻醉方式直接影响到术后恢复。全身麻醉、区域阻滞及两者的联合使用均为 ERAS 理念下可选择的麻醉方式,应用麻醉药物尽可能使用短效药物。

2. 术中保温　维持术中正常的体温可减轻手术应激和降低术后器官功能障碍。具体措施:①术中加强覆盖,避免不必要的暴露;②保持适宜温暖环境,提高手术室温度;③加强供氧;④加强体温监测,对低温者采用能测量 35℃以下的体温计,测直肠体温;⑤对静脉输注的液体或血液加温等。

3. 术中液体护理 控制术日及术后液体输入量是 ERAS 理念中另一个重要的内容,必须有严格的管理措施,严格控制术中液体的输入速度。

三、术后护理常规

1. 术后禁食护理 研究表明,早期恢复口服饮食可以减少腹部手术后的感染并发症,缩短住院日,而并不增加吻合口瘘的发生率,早期进食能促进胃肠功能恢复,避免了术后过长禁食导致的低血糖及脱水。术后 4~6 小时开始进水,术后第 1 日进流质饮食是安全的,术后 3~4 日口服半流质食物,减少或停止静脉输液。术后根据患者的具体病情及胃肠耐受能力按照少量多次、逐渐增量的原则恢复术后早期进食,并不会增加术后腹胀、恶心、呕吐等发生率。

2. 术后早期下床活动与功能锻炼 鼓励患者术后尽快恢复下床活动,以利于促进合成代谢,减少肌肉萎缩,改善肺功能及组织供氧,有效减少下肢深静脉血栓发生的危险。应积极鼓励患者从术后第 1 日开始下床活动并完成每日制订的活动目标,如术后第 1 日下床活动 1~2 小时,至出院时每日下床活动 4~6 小时。术后充分镇痛是促进患者早期下床活动的重要保障。

3. 术后疼痛护理 强调术中全身麻醉同时加用硬膜外麻醉以及留置硬膜外导管在术后 48 小时内进行持续给药止痛。应及时采用视觉模拟评分法、数字等级评定量表、语言等级评定量表等对患者静息与运动时的疼痛强度进行评估,同时评估术后疼痛治疗的效果,评估并积极治疗恶心呕吐、瘙痒、肠麻痹等不良反应。尽量避免吗啡等阿片止痛药的应用,可以减少术后肠麻痹的发生。

4. 各种管路护理 现已证实,腹腔引流管的长期放置容易引起手术部位的感染。结直肠术后不放置引流管引起吻合口瘘的发生率并没有明显上升,而对于低位直肠手术患者,导尿管可能需放置 3~4 日。ERAS 主张可选择使用各种引流管,但不作为常规使用。对于必须放置引流管的患者护理人员应妥善固定各管路并保持其通畅,防止受压、扭曲、脱出,准确记录引流液的量、性状、色泽变化,发现异常及时报告医生处理。

(魏 力)

第二篇　各　论

第六章

普外科常见疾病护理常规

第一节　腹外疝护理常规

体内任何内脏器官或组织离开其正常解剖部位,通过先天或后天形成的薄弱点、缺损或空隙进入另一部分,称为疝,多发生于腹部。腹部疝又以腹外疝多见,主要分为腹股沟疝、股疝、切口疝和脐疝。腹股沟疝最有效的治疗方法就是手术修补。疝手术方法可归纳为:传统疝修补术、无张力疝修补术以及经腹腔镜疝修补术。

一、术前护理常规

1. 执行外科术前护理常规。

2. 专科评估　疝大小、活动度、是否可以还纳。如活动使疝块增大,应减少活动,多卧床休息;需离床活动时,宜使用疝带压住疝环口,避免腹腔内容物脱出而造成疝嵌顿。

3. 休息与活动　疝块较大者减少活动,多卧床休息;离床活动时,应避免腹腔内容物脱出。

4. 祛除诱发腹内压升高的病因　如支气管炎、前列腺疾病、便秘等。预防上呼吸道感染;鼓励患者多饮水,多吃蔬菜水果等富含粗纤维素食物,以保持排尿、排便通畅。

5. 嵌顿疝的观察　若患者腹痛明显伴疝块突然增大,触痛明显,不能回纳腹腔时,应高度怀疑嵌顿疝发生的可能,需立即通知医生,做好急症手术准备。

6. 做好心理护理　向患者及家属解释腹外疝的发病原因和诱发因素,使患者对疾病有正确的认识,介绍手术治疗的必要性及无张力疝修补术的优点,讲解疝手术方法等。

7. 备小沙袋(约500g)或压力带术后使用。

8. 并发症的观察与护理

(1)若发生疝的嵌顿、绞窄,引起肠梗阻等情况,应予禁食、胃肠减压,纠正水、电解质及酸碱平衡失调、抗感染、必要时备血。做好急诊手术的准备。

(2)手法复位后24小时内严密观察患者生命体征、腹部情况。注意有无腹膜炎或肠梗阻的表现,配合医生做好紧急手术探查的准备。

二、术后护理常规

1. 执行外科术后护理常规。

2. 执行麻醉后护理常规。

3. 执行术后疼痛护理常规。

4. 体位 根据手术方式及麻醉方式正确选择体位。患者取平卧位或半卧位时,膝下垫一软枕,使髋关节微屈以松弛腹股沟切口的张力,减轻腹壁切口疼痛。

5. 饮食 由手术方式、麻醉方式及肠道功能恢复情况决定进食时间。一般患者无恶心、呕吐,可进流食,次日可进软食或普食。

6. 活动 依据疝的大小、部位及手术方式确定下床活动时间。无张力疝修补术可在术后第1日下床活动;年老体弱、复发疝、绞窄疝、巨大疝手术后卧床时间可延长至术后3~5日,避免疝复发。

7. 防止腹压增高 防止患者感冒引起剧烈咳嗽;指导患者咳嗽时用手掌按压保护切口,以免疝复发;保持排尿、排便通畅,便秘者及时给予通便药物。

8. 切口 保持切口敷料干燥,观察切口有无渗液及渗血。若发现敷料有污染或脱落,应及时报告医生。

9. 并发症的观察与护理

(1)术后遵医嘱对切口加压包扎(切口上加沙袋),以避免疝复发。

(2)观察切口有无红、肿、疼痛,以预防切口感染,发现异常及时通知医生,可执行外科感染护理常规。

(3)为避免阴囊内积血、积液,促进淋巴回流,术后应抬高阴囊,密切观察阴囊肿胀情况。

10. 健康指导

(1)休息与活动:出院后注意休息,逐渐增加活动量,3个月内避免重体力劳动。

(2)饮食指导:调整饮食习惯,多吃富含粗纤维的食物,保持排便通畅。

(3)预防腹压增高:避免提举重物、咳嗽、用力排便等增加腹压的动作,防止疝复发。

（4）复诊和随访：遵医嘱到门诊复查，若疝复发及早诊治。

（马红梅 岳 红）

第二节 腹部损伤护理常规

腹部损伤（abdominal injury）在外科急症中常见，常伴有内脏损伤。内脏损伤分为实质脏器或大血管损伤和空腔脏器受损破裂。轻微的腹部损伤，可无明显症状和体征，严重者可出现休克甚至处于濒死状态。实质脏器损伤：以内出血为主；空腔脏器损伤：以腹膜炎为主；两类脏器同时破裂：出血性表现和腹膜炎可同时存在。处理原则：首先处理对生命威胁最大的损伤，其次要控制明显的外出血，控制休克。对已确诊为腹腔内脏器破裂者应及时手术治疗。剖腹探查手术是治疗的关键，手术包括全面探查、止血、修补、切除或引流有关病灶及清除腹腔内残留液体。

一、术前护理常规

1. 执行外科术前护理常规。

2. 做好专科评估 评估伤情及伤后病情发展，包括受伤时间、地点、暴力程度、受伤部位，伤后腹部体征、有无腹痛、腹胀等，每小时尿量变化及化验指标。

3. 密切观察生命体征，特别是血压。

4. 休息与体位 绝对卧床，无禁忌者可取半卧位。

5. 绝对禁食，给予胃肠减压；禁止灌肠，并维持体液平衡。

6. 损伤情况未明时，禁用镇痛止痛药。诊断明确者，遵医嘱给予镇静解痉药或镇痛药。

7. 必要时输血、抗休克、抗感染治疗。

8. 并发症观察与护理 防治休克是治疗中的重要环节，密切观察脉搏、呼吸、血压；观察每小时尿量变化，监测中心静脉压，准确记录 24 小时的输液量、呕吐量、胃肠减压量等。对已发生休克的内出血伤者要积极抢救，力争在收缩压回升至 90mmHg 上后进行手术。

二、术后护理常规

1. 执行外科术前护理常规。

2. 执行麻醉后护理常规。

3. 执行术后疼痛护理常规。

4. 做好管路护理　正确连接各种引流装置,保持胃肠减压、腹腔引流等管路的通畅,避免打折、扭曲,做好导管固定及标识,注明管路名称及留置时间等。严格掌握拔管指征。

5. 密切观察引流液的量及性状,引流出新鲜血大于 100ml/h 时,立即通知医生,协助做好相应护理措施。

6. 保持水、电解质平衡,给予营养治疗时可执行营养支持护理常规。

7. 做好抗感染、抗休克护理。

8. 鼓励患者早期活动,预防肠粘连。

9. 并发症的观察与护理

(1)严密观察切口愈合情况,对于年老、体弱、营养不良者注意观察切口有无红、肿等,以防切口感染、切口裂开。

(2)保持各个引流管通畅,注意观察引流液的量、颜色及性状,观察患者的体温,有肠瘘、腹腔脓肿及时通知医生。

10. 健康指导

(1)加强安全教育,避免意外事故发生。

(2)如有腹部受伤应及时就诊。

(3)术后加强营养,注意休息,劳逸结合。

(4)有腹痛、腹胀、肛门停止排气等不适,及时就诊。定时门诊复诊。

(5)教会患者简单自救常识。

(马红梅　王文君)

第三节　急性化脓性腹膜炎护理常规

腹膜炎是发生于腹腔壁腹膜与脏腹膜的炎症,可由细菌感染、化学(如胃液、胆汁、血液)或物理损伤等引起。临床所称的急性腹膜炎多指继发性的化脓性腹膜炎,源于腹腔的脏器感染,坏死穿孔、外伤等,是一种常见的外科急腹症。其主要临床表现为腹痛、腹肌紧张,恶心、呕吐,发热,严重时可致血压下降和全身中毒反应,如未能及时治疗患者可死于中毒性休克。积极处理原发病灶,消除病因,清理或引流腹腔,控制炎症为治疗要点。化脓性腹膜炎的治疗根据不同病因、不同病变阶段及不同全身状况,采用手术治疗和非手术治疗。

一、术前护理常规

1. 执行外科术前护理常规。

2. 病情观察　注意动态评估腹部症状和体征的变化。准确记录 24 小时液体出入量,必要时监测中心静脉压、血清电解质及血气分析等指标以调整输液量、速度和种类,维持尿量 30~50ml/h。

3. 体位 无休克时患者可取半卧位,以利于改善呼吸、循环和炎症局限;休克患者取中凹位,以增加回心血量及改善脑血流量。

4. 饮食 胃肠道穿孔者必须禁食,并留置胃管持续行胃肠减压,减轻腹胀和腹痛;需长时间禁食的患者,应及早考虑肠外营养支持,提高机体防御和修复能力。

5. 对症护理

(1)尽量减少搬动和按压腹部,以减轻疼痛。

(2)执行疼痛护理常规:对未明确疼痛病因者慎用止痛药物,以免掩盖病情。

(3)迅速建立静脉通道,遵医嘱补充液体和电解质,以纠正水、电解质及酸碱失衡,及时调整输液的成分和速度;按时应用有效、足量的抗生素,控制感染。

(4)高热患者给予物理降温或药物降温。

(5)术前准备:经非手术治疗 6~8 小时后(一般不超过 12 小时),腹膜炎症状和体征不缓解反而加重者,尤其是有休克表现者,做好术前准备等。

6. 并发症的观察与护理 密切观察患者是否有寒战、高热、脉速、呼吸浅快、面色苍白或口唇发绀等。有无感染性中毒反应,如急性腹膜炎中毒症状明显并有休克时,给予抗休克治疗及护理常规。

二、术后护理常规

1. 执行外科术后护理常规。

2. 执行全身麻醉术后护理常规。

3. 执行术后疼痛护理常规。

4. 体位与引流 患者清醒、生命体征平稳后应为半卧位,缓解腹部张力,减轻疼痛,利于呼吸和循环,鼓励患者床上活动。观察腹腔引流并保持有效引流。有多根腹腔引流管时,做好标识,注明导管名称,以免混淆。

5. 饮食 术后继续禁食、行胃肠减压;肠蠕动恢复后,拔除胃管,给予水及流质饮食,逐步恢复至正常饮食。

6. 早期活动视病情和患者体力,协助患者翻身并活动肢体,鼓励早期下床活动,防止肠粘连,以促进肠蠕动恢复。

7. 并发症的观察与护理

(1)密切观察体温、白细胞计数及腹部局部体征的变化,观察有无膈下或盆腔脓肿的表现,观察肠蠕动恢复情况。根据脓液细菌培养和药物敏感试验结果,选用有效抗生素。待患者全身情况改善,临床感染症状消失后,可停用抗生素。

(2)切口感染:观察切口敷料是否干燥,有渗血或渗液时应及时更换敷料;观察切口愈合情况,及早发现切口感染征象。注意急性化脓性腹膜炎术后并发腹腔、盆腔残余感染的发生,应及时通知医生积极处理。

8. 健康指导

(1)提供疾病护理、治疗知识,向患者讲明非手术期间禁食、胃肠减压、半卧位的重要性和目的,教会患者及家属观察腹部症状和体征的变化。

(2)讲解术后饮食相关知识,嘱患者进食宜少量多餐,不宜过硬,食物富含蛋白质和维生素,循序渐进,促进机体恢复和切口愈合。

(3)鼓励患者术后早期下床活动,卧床期间要行床上活动,促进肠功能恢复,防止术后肠粘连。

(4)术后定期门诊复诊。若出现腹胀、腹痛、恶心、呕吐或原有消化系统症状加重时,应立即就诊。

(马红梅 卢 丽)

第四节 胃、十二指肠溃疡护理常规

胃、十二指肠溃疡是指发生于胃、十二指肠的局限性圆形或椭圆形的全层浆膜缺损。因溃疡的形成与胃酸 - 蛋白酶的消化作用有关,故又称消化性溃疡。外科治疗主要适用于急性穿孔、出血、幽门梗阻、药物治疗无效的溃疡患者以及恶变等情况。胃大部切除术是外科治疗的首选术式。胃大部切除术消化道重建术式包括:毕 I 式胃大部切除术、毕 II 式胃大部切除术、胃大部切除术后胃空肠 Roux-en-Y 吻合术。急性穿孔多突然发生在夜间空腹或饱食后。典型症状是突发性上腹刀割样剧痛,并迅速波及全腹,全腹有明显的压痛和反跳痛,腹肌紧张呈"木板样"强直。患者疼痛难忍,常伴恶心、呕吐及休克表现。胃、十二指肠溃疡大出血是上消化道出血中最常见的原因,呕血和黑便是主要症状。

一、术前护理常规

1. 执行外科术前护理常规。

2. 病情观察

(1)急性穿孔的患者应严密观察生命体征及腹部症状变化,如腹膜刺激征、肠鸣音变化等。若病情不见好转反而加重,迅速做好备皮、配血等急诊手术准备。

（2）出血患者应建立多条畅通的静脉通路,快速补充血容量及止血药。严密观察血压、脉搏、尿量、中心静脉压和周围循环情况,并做好记录。

（3）急性穿孔的患者做好胃肠减压的护理,保持引流通畅和有效负压,观察记录引流液的色、质、量,以判断有无活动性出血和止血效果。合理安排输液的种类和速度,以维持水、电解质和酸碱平衡。遵医嘱合理使用抗生素,预防和控制感染。

（4）减轻患者焦虑与恐惧,可适当给予镇静剂。及时为患者清理呕吐物。

3. 体位　生命体征平稳者予半卧位;休克者取中凹位,以利漏出的消化液积聚于盆腔的最低位,减少毒素的吸收,同时也降低腹壁张力和减轻疼痛。出血者取平卧位,卧床休息,呕血时头偏向一侧。

4. 饮食　给予高蛋白、高热量、富维生素、易消化的饮食。并发急性穿孔或大出血的患者术前应禁食水,给予胃肠减压,做好术前准备。如进行多学科合作加速康复外科手术,请执行加速康复外科护理常规。

5. 并发症的观察与护理

（1）大出血:临床表现与出血量及速度有关。出血量少者可仅有黑便。出血量大且速度快者可伴呕血,且色泽红。如出血更甚者,可出现晕厥和休克症状。

（2）瘢痕性幽门梗阻:主要表现为腹痛和反复呕吐。呕吐物为宿食,有腐败酸臭味,不含胆汁。

二、术后护理常规

1. 执行外科术后护理常规。

2. 执行全身麻醉术后护理常规。

3. 执行术后疼痛护理常规。

4. 体位　患者生命体征平稳后给予低半卧位,以减轻腹部张力,减轻疼痛,利于呼吸和循环。

5. 管路护理　应妥善固定胃管、腹腔引流管、尿管等,尤其注意胃管。保持管路通畅,做好标识;管路一旦脱出后不可自行插回。观察胃管、腹腔引流管内有无鲜血引出,如有并显示活动性出血应立刻报告医生并配合处理。当引流量减少,可拔除引流管;当胃液量减少,肠蠕动恢复,肛门排气后,遵医嘱拔除胃管。

6. 饮食　胃管拔除当日可少量饮水或米汤,观察有无腹痛、恶心、呕吐等不适症状;如无不适,第2日可进半量流质饮食,以后逐日过渡到普食。食物宜温软易于消化;少量多餐,开始每日5~6餐,逐渐恢复至正常饮食。

7. 早期活动　病情稳定患者,鼓励术后第1日坐起床上活动,第2日协助患者床旁活动,以后每日逐渐增加活动量,促进肠功能恢复。

8. 并发症的观察与护理

(1)术后胃出血:胃大部分切除术后,可有少许暗红或咖啡色胃液自胃管抽出,一般 24 小时不超过 300ml,且逐渐减少、变淡至自行停止。若术后胃管不断引流出新鲜血液,甚至呕血、黑便,则考虑术后出血的可能,立即报告医生进行处理。

(2)十二指肠残端破裂:患者突发上腹部剧痛、发热及腹膜刺激体征,立即通知医生,做好急症手术准备。

(3)吻合口破裂或吻合口瘘:患者突然出现高热、脉速等全身中毒症状;有腹痛、腹胀腹膜炎症状;腹腔引流液为肠内容物;考虑有吻合口瘘,应通知医生进行处理,护士遵医嘱给予禁食水、胃肠减压、腹腔冲洗引流、肠外营养支持等治疗,经久不闭合或引起严重腹膜炎时,可再次行手术治疗。

(4)胃排空障碍:也称胃瘫,多在禁食改为流质、流质改为半流质时,表现为上腹饱胀、钝痛、恶心呕吐。遵医嘱禁食水、胃肠减压、肠外营养支持及胃动力促进剂,密切关注水、电解质及酸碱平衡。

(5)术后肠梗阻:如上腹部饱胀、频繁呕吐或上腹部剧烈疼痛、肠鸣音减弱等多考虑发生术后肠梗阻。遵医嘱禁食水、胃肠减压、肠外营养支持等,非手术治疗无效时需再次手术。

(6)倾倒综合征:①早期倾倒综合征:餐后半小时出现心悸、出冷汗、乏力、面色苍白等短暂血容量不足的相应表现,并伴有恶心、呕吐,腹部绞痛及腹泻,甚至虚脱,常伴肠鸣及腹泻;指导患者调整饮食,宜少食多餐,尽量进食营养高而易消化的固体食物,避免过甜、过咸、过浓的高渗食品;饮水可在两餐之间;②晚期倾倒综合征:发生在进食后 2~4 小时,患者表现为反应性低血糖,宜进低碳水化合物、高蛋白质饮食;餐时限制饮水喝汤;餐后平卧20分钟。

9. 健康指导

(1)介绍有关胃、十二指肠溃疡的知识,平日注意预防。

(2)嘱患者劳逸结合,保持乐观精神,避免过劳。戒烟、戒酒。

(3)药物指导:包括服用时间、方式、剂量,药物不良反应。避免服用对胃黏膜有损害的药物,如阿司匹林、吲哚美辛、皮质类固醇等。

(4)饮食要有规律,少量多餐,进高蛋白质、低脂饮食,补充铁剂与足量维生素,少食盐腌和烟熏食品,避免过冷、过烫、过辣及油煎、炸食物。

(5)定期门诊复诊,若有不适及时就诊。

(马红梅 卢 丽)

第五节 肠炎性疾病护理常规

肠炎性疾病是一种病因尚未十分清楚的慢性非特异性肠道炎症性疾病，是环境因素作用于遗传易感者，在肠道菌群的参与下启动了肠道免疫及非免疫系统，最终导致的免疫反应和炎症过程，主要包括急性出血性肠炎和克罗恩病。临床表现为反复的腹痛、腹泻、黏液血便，甚至出现各种全身并发症，如视物模糊、关节疼痛、皮疹等。该病一般采用内科保守治疗，当有明显腹膜炎表现时，如不能控制的肠道大出血、肠梗阻/狭窄、慢性肠穿孔等并发症时需外科手术治疗。

一、术前护理常规

1. 执行外科术前护理常规。

2. 病情观察 监测患者生命体征及体重；观察腹泻次数、性状；观察患者皮肤弹性、有无脱水表现等。急性出血性肠炎腹痛多呈阵发性绞痛，伴阵发性加剧，腹泻多见血水样便或果酱样腥臭便。克罗恩病腹痛常位于右下腹或脐周，一般为痉挛性痛，常伴局部轻压痛，腹泻多见黏液血便。

3. 休息与活动 重症患者需绝对卧床休息，保持环境安静，减少胃肠蠕动及体力消耗。病情稳定后，逐渐增加活动量。

4. 饮食 以高营养、高维生素、少纤维素、无刺激、易消化为原则，避免生冷、辛辣、浓茶、咖啡、高纤维等，慎用牛奶和乳制品。急性发作期进食无渣流质或半流质饮食，病情严重者应遵医嘱给予胃肠外营养治疗，若出现消化道出血或肠穿孔给予禁食水。

5. 对症护理

（1）腹泻护理：观察并记录患者每日大便次数、性状与量，频繁腹泻并伴有大量便血时及时通知医生并对症处理。协助患者做好肛周皮肤护理。

（2）腹胀腹痛护理：非急腹症情况下腹胀、腹痛明显者可给予腹部热敷。若腹痛的性质突然改变，应考虑出血、穿孔、梗阻等并发症的出现，及时通知医生进行处理。

6. 并发症的观察

（1）急性出血性肠炎：早期为腹膜刺激症状，常伴明显的腹部压痛和鼓肠。如有肠道出血时则可表现为头晕、心慌、冷汗、乏力、口干等低血容量休克征象。同时可伴有腹痛、发热、呕血、黑便。应严密观察腹痛的性质、部位以及生命体征的变化，注意维持内环境平衡，纠正水、电解质与酸碱紊乱，必要时遵医嘱少量多次输血。

（2）克罗恩病：常见腹胀、肠鸣音减弱等麻痹性肠梗阻症状，压痛性包块和全身感染中毒症状。严密观察患者腹痛的性质、部位以及伴随症状。病情严重者应禁食，按医嘱给予静脉高营养。如患者肛门周围有液体流出则提示出现肛周病变，并应观察患者大便次数、量、性质。肛瘘患者应注意换药，避免伤口感染。

二、术后护理常规

1. 执行外科术后护理常规。

2. 执行全身麻醉术后护理常规。

3. 执行术后疼痛护理常规。

4. 体位　腹部手术后，多取低半卧位及斜坡卧位。腹腔内存在感染，在病情许可条件下应尽早改为半卧位，利于引流。

5. 胃肠减压的护理　减轻术后胃内容物对手术吻合口的刺激，减轻胃内张力，防止吻合口水肿和吻合口瘘的发生。观察记录胃液的量、颜色和性质，并保持持续负压状态。

6. 腹腔引流管的护理　观察切口是否有渗血、渗液情况，妥善固定各种管路并观察记录引流液的颜色、性质及量，保持引流管通畅，如有异常及时通知医生，以预防切口感染。

7. 并发症的观察与护理

（1）吻合口瘘：严密观察体温，每班评估切口疼痛，如腹痛加剧、有腹膜刺激征，要怀疑吻合口瘘的发生，及时报告医生。

（2）感染：包括切口感染和腹腔感染。注意观察体温变化，观察切口有无跳痛、敷料有无渗出，注意腹部体征，动态观察血常规检查变化。

8. 健康指导

（1）指导患者合理休息与活动。

（2）合理饮食，避免进食高纤维和刺激性食物，禁忌冷食。

（3）保持情绪稳定，树立战胜疾病的信心，避免紧张或焦虑。

（4）遵医嘱坚持药物治疗，不随意更换药物或停药，服药期间大量饮水。

（5）指导患者及家属做好疾病的自我监控，出现异常如乏力、头痛、发热、手脚麻木、排尿不畅等症状应及时就诊。

（马红梅）

第六节　肠梗阻护理常规

肠内容物由于各种原因不能正常运行、顺利通过肠道，称肠梗阻，是常见的外科急腹症之一。患者常有腹痛、呕吐、腹胀及停止排便排气，腹部可见肠型和蠕动波,肠鸣音亢进,X线检查可见多个气液平面及胀气肠袢。解除梗阻和纠正因肠梗阻所引起的全身生理紊乱为治疗要点。绞窄性肠梗阻、肿瘤以及对非手术治疗不能缓解的肠梗阻患者,应采取手术治疗。手术方式主要包括:单纯解除梗阻的手术、肠段切除术、肠短路吻合术、肠造口或肠外置术。

一、术前护理常规

1. 执行外科术前护理常规。

2. 病情观察　评估腹痛、腹胀的改善程度,有无排气、排便。若腹痛持续加剧,其呕吐物剧烈而频繁,呕吐物、胃肠减压及肛门排出物为血性,则高度怀疑有肠绞窄或出血的可能,应立即通知医生并做好急症手术准备。

3. 体位　取低坡卧位,减轻腹肌紧张,有利于患者的呼吸;危重伴休克患者取平卧位或中凹位。

4. 饮食　肠梗阻未缓解时需禁食水,给予完全胃肠外营养。若梗阻解除,患者腹痛、腹胀消失,有排气、排便,可进流质饮食,以后逐渐改为普食。

5. 对症护理

(1)禁食期间,做好胃肠减压护理,保持减压通畅及有效持续负压,注意引流液的颜色、性状、量,并正确记录。须向胃管内注入药物治疗时,应闭管1~2小时后再连接负压。注意每次注入药物的时间和剂量,并做好记录。

(2)呕吐时协助患者头偏向一侧,及时清除口腔内呕吐物,以免误吸致吸入性肺炎或窒息。观察记录呕吐物的颜色、性状和量。呕吐后给予漱口或口腔护理,保持口腔清洁。

(3)补充足够的液体,维持体液平衡,准确记录液体入量、呕吐量、胃肠减压量和尿量等出入量。

(4)确定无肠绞窄或肠麻痹后,可遵医嘱使用抗胆碱类药物解除胃肠道平滑肌痉挛,但不可随意应用吗啡、盐酸哌替啶等止痛剂,以免掩盖病情而延误治疗。

(5)若为不完全性、痉挛性或单纯蛔虫所致的肠梗阻,可顺时针轻柔按摩腹部,并遵医嘱配合应用针刺疗法,缓解疼痛。

6. 术前准备　慢性不完全性肠梗阻,需做肠切除手术者,除执行外科术前护理常规外,应按要求做肠道准备。

7. 并发症的观察与护理

(1)水、电解质和酸碱失衡:高位肠梗阻因大量呕吐,患者常出现代谢性碱中毒、低钾血症。低位性肠梗阻因丢失大量碱性消化液加之组织灌注不良,可引起严重的代谢性酸中毒,患者常表现为肌无力及心律失常。故应严密监测病情及实验室检查结果的变化,遵医嘱补液。

（2）血容量下降：患者可出现脉搏细速、乏力、口渴等低血容量性休克征象。应注意观察记录患者的出入水量、尿量情况，根据患者病情合理补液。

（3）休克：当肠坏死、穿孔发生腹膜炎时，全身中毒尤为严重，最后可引起严重的低血容量性休克和中毒性休克。患者常表现为脉搏细速、血压下降、面色苍白、四肢发冷等中毒和休克征象，故应严密测量体温、脉搏、呼吸和血压的变化。此类患者病情危重，应在抗休克、抗感染的同时，积极做好术前准备。

（4）呼吸和心脏功能障碍：腹内压升高，影响肺的通气及换气功能，同时阻碍了下腔静脉回流，从而导致呼吸、循环功能障碍。患者应吸氧，取低坡半卧位，减轻腹肌紧张，有利于患者的呼吸。

二、术后护理常规

1. 执行外科术后护理常规。

2. 执行全身麻醉术后护理常规。

3. 执行术后疼痛护理常规。

4. 体位　患者未清醒时给予平卧位，头偏向一侧；清醒、血压平稳后给予半卧位，缓解腹部张力，减轻疼痛，利于呼吸和循环。

5. 饮食　术后暂禁食，禁食期间静脉补液，待肠蠕动恢复、肛门排气后可进少量流质，如无不适可逐渐过渡到半流质饮食。

6. 管路护理　包括胃肠减压、腹腔引流管和肠外营养管等。妥善固定，保持引流通畅，做好标识，准确记录，避免非计划性拔管发生。

7. 鼓励患者术后早期活动，先从床上活动开始，根据病情及患者体能逐渐增加至下床活动，促进胃肠道功能恢复，防止肠粘连。待肠蠕动恢复可进少量流质食物；逐渐过渡至普食。

8. 并发症的观察与护理

（1）肠梗阻：患者表现阵发性腹痛、腹胀、呕吐等，可采取禁食、胃肠减压等治疗措施，一般多可缓解。

（2）腹腔感染及肠瘘：如患者出现局部或弥漫性腹膜炎表现，腹腔引流管周围流出带有粪臭味的液体时，应警惕腹腔内感染及肠瘘的可能，应及时报告医生，遵医嘱积极全身营养支持和抗感染治疗，同时确保引流通畅，并随时做好再手术处理的准备。

9. 健康指导

（1）养成良好的排便习惯，老年便秘者应注意通过调整饮食、腹部按摩等方法保持大便通畅，无效者可适当给予缓泻剂，避免用力排便。

（2）少食刺激性强的辛辣食物，宜进高蛋白、高维生素、易消化吸收的食物；避免暴饮暴食，避免饭后剧烈运动。

（3）指导患者自我监测病情，出现腹痛、腹胀、呕吐、停止排便等不适，及时就诊。

（马红梅　卢　丽）

第七节　肠系膜血管缺血性疾病护理常规

肠系膜血管缺血性疾病主要指肠系膜血管血运障碍导致肠管缺血、坏死，表现为血运性肠梗阻。临床包括肠系膜上动脉栓塞，肠系膜上动脉血栓形成，肠系膜上静脉血栓形成及肠系膜血管痉挛性病变。根据肠系膜血管阻塞的性质、部位、范围和发生的缓急，临床表现各有差别。一般阻塞发生过程越急，范围越广，临床表现就越严重；动脉阻塞较静脉阻塞临床表现急且严重。最典型症状为剧烈腹部绞痛，药物难以缓解，伴恶心、呕吐；而腹部查体可有轻微压痛，腹部平坦柔软，其症状与体征严重不相符。此疾病应早诊断、早治疗，治疗以支持治疗和手术治疗为主。手术治疗多采用肠部分切除或肠系膜上动脉栓塞取栓术。

一、术前护理常规

1. 执行外科术前护理常规。

2. 病情观察　评估腹痛、腹胀等腹膜刺激征，警惕肠坏死以及腹膜炎的发生。监测生命体征的变化，如有脉搏增快、血压下降、烦躁不安、面色苍白等休克表现，应立即通知医生。

3. 饮食　禁食水，给予持续胃肠减压，减少肠液渗出，减轻腹膜刺激征。

4. 维持体液平衡，建立静脉通路，遵医嘱给予肠外营养。

5. 管路护理　妥善固定胃管及静脉通路，保持管路通畅负压有效，并做好标识。

6. 对症护理

（1）腹痛诊断明确后，可遵医嘱给予镇痛药，疼痛加剧、持续不缓解者提示病情加重。

（2）恶心呕吐时，患者头应偏向一侧，及时清除口腔内呕吐物，以免误吸造成肺炎和窒息。

二、术后护理常规

1. 执行外科术后护理常规。

41

2. 执行全身麻醉术后护理常规。

3. 执行术后疼痛护理常规。

4. 病情观察 观察患者生命体征、引流情况外,肠系膜上动脉栓塞取栓术者还需观察穿刺部位有无渗血、出血及术侧肢体远端血液循环的情况。

5. 体位 患者未清醒时给予平卧位,头偏向一侧;清醒、血压平稳后给予半卧位,缓解腹部张力,减轻疼痛,利于呼吸和循环。

6. 饮食 术后应禁食水,遵医嘱给予胃肠外营养,待肠蠕动恢复后给予少量水,若无不良反应给予清流质饮食,逐渐过渡到正常饮食。

7. 管路护理 包括胃肠减压、腹腔引流管和肠外营养管等。妥善固定,保持引流通畅,做好标识,准确记录,避免非计划性拔管发生。

8. 肠系膜上动脉栓塞取栓术术后穿刺部位需加压包扎,穿刺处沙袋压迫6小时,患者绝对卧床24小时。

9. 抗凝治疗 遵医嘱给予抗凝药物,观察患者有无出血倾向,及时监测凝血功能。

10. 鼓励患者早期下床活动,促进肠蠕动恢复,防止肠粘连。

11. 并发症的观察与护理

(1)肠瘘:手术中坏死的肠管切除不够或肠管血供较差,导致吻合口愈合不良,形成肠瘘。表现为切口敷料被肠液污染,引流量突然增加并有粪臭味。患者出现腹痛、腹胀等腹膜刺激征;发热等生命体征变化,一般情况差。遵医嘱可行腹腔冲洗,保证腹腔引流及切口引流通畅;严重者可再次手术治疗。

(2)再栓塞:手术后要检测血常规、出凝血时间、凝血酶原活动度,警惕再次发生栓塞造成肠坏死。

12. 健康指导

(1)向患者讲解肠系膜血管缺血性疾病的病因、症状及自我护理方法,此病多与血管硬化、血液黏稠和血栓脱落有关,注意低脂饮食,防止血管硬化。

(2)向患者讲解定期复查血常规、出凝血时间和凝血酶原活动度的重要性。注意出血倾向。

(3)肠管部分切除后,小肠消化吸收功能降低,指导患者少渣、易消化、高蛋白饮食,注意加强营养。

(4)肠系膜上动脉栓塞取栓术患者应避免剧咳、打喷嚏或用力排便,以免腹压骤增而致穿刺点出血。

(马红梅)

第八节 阑尾炎护理常规

阑尾炎在临床上可分为急性阑尾炎、慢性阑尾炎以及特殊类型阑尾炎，其中急性阑尾炎是外科最多见的急腹症。急性阑尾炎的主要病因是阑尾管腔阻塞以及细菌入侵，而大多数慢性阑尾炎是由急性阑尾炎转变而来，少数也可开始即呈慢性。阑尾炎的主要症状包括腹痛、胃肠道症状以及早期乏力等全身症状，典型的腹痛发作始于上腹，逐渐移向脐部，后转移并局限在右下腹。绝大多数急性阑尾炎一旦确诊，应早期施行阑尾切除术。对于单纯性阑尾炎或急性阑尾炎的早期阶段以及手术禁忌证者可选择有效的抗生素和补液治疗。慢性阑尾炎诊断明确后需手术切除阑尾，并进行病理检查。

一、术前护理常规

1. 执行外科术前护理常规。

2. 病情观察 重点观察患者腹痛的特点、部位、程度、性质、疼痛持续的时间以及腹痛的诱因、有无缓解和加重的因素等。如腹痛加剧且范围扩大，或出现腹膜刺激征，说明炎症加重出现化脓、坏疽、穿孔等病理变化。

3. 体位 协助患者取舒适卧位，半卧位可放松腹肌，减轻腹部张力，缓解腹痛。

4. 饮食 为避免肠内压力增高，需禁食或遵医嘱胃肠减压，同时给予肠外营养；禁服泻药及灌肠。

5. 对症护理 有明显发热者，可给予物理降温；便秘者可用开塞露；观察期间慎用或禁用止痛剂。

6. 并发症的观察与护理

（1）腹腔脓肿：常见腹胀、肠鸣音减弱等麻痹性肠梗阻表现，压痛性包块和全身感染中毒症状。可协助医生采用 B 超引导下穿刺抽脓、冲洗或置管引流。必要时做好急诊手术的准备。

（2）内、外瘘形成：观察患者是否有腹痛、腹胀、恶心呕吐等症状。脓液可经瘘管排出。注意瘘口周围皮肤情况，保持皮肤清洁干燥。

（3）化脓性门静脉炎：观察患者是否有寒战、高热、肝肿大，剑突下压痛，轻度黄疸等感染性休克及脓毒症的发生。遵医嘱应用大剂量抗生素治疗，落实发热、休克护理常规，做好急诊手术的准备。

二、术后护理常规

1. 执行外科术后护理常规。

2. 执行麻醉后护理常规。

3. 执行术后疼痛护理常规。

4. 病情观察 注意观察生命体征变化。切口渗血渗液情况,有无腹痛腹胀,胃肠功能恢复情况。

5. 体位 待血压稳定、患者清醒后,取半卧位,保持呼吸道及引流通畅,同时减轻切口疼痛,利于呼吸和循环。

6. 饮食 术后须禁食。待胃肠功能恢复、肛门排气后可恢复经口进食。但1周内忌牛奶或豆制品,以免腹胀。同时1周内忌灌肠及泻剂。

7. 鼓励患者早期下床活动,病情允许术日即可下床活动,病情不允许可在床上活动,以促进肠蠕动恢复,防止肠粘连发生。

8. 并发症的观察与护理

(1)出血:表现为腹痛、腹胀和生命体征的变化。一旦发生出血表现,应立即输血补液,紧急再次手术止血。

(2)切口感染:是最常见的术后并发症。临床表现包括体温升高,切口胀痛或跳痛,局部红肿、压痛等。处理原则:可先行试穿抽出脓液,或于波动处拆除缝线,排出脓液,放置引流,定期换药。

(3)粘连性肠梗阻:术后早期离床活动可适当预防此并发症。

(4)粪瘘:一般多可自行闭合,应注意观察引流液量、颜色、性状有无异常。

9. 健康指导

(1)保持良好的饮食、卫生及生活习惯,餐后不做剧烈运动。

(2)及时治疗胃肠道炎症或其他疾病,预防慢性阑尾炎急性发作。

(3)术后早期下床活动,防止肠粘连甚至粘连性肠梗阻。

(4)向患者提供阑尾炎术后康复方面及用药方面的相关知识。

(5)阑尾周围脓肿者,告知患者3个月后炎症控制再住院行阑尾切除术。

(6)自我监测,发生腹痛或不适时及时就诊。

（马红梅）

第九节 肛管疾病护理常规

痔分为内痔、外痔以及混合痔。内痔临床表现主要是出血和脱出。外痔多有肛门不适、潮湿不洁,有时有瘙痒。混合痔为内痔和外痔的症状可同时存在。肛裂是齿状线下肛管皮肤层裂伤后形成的小溃疡。肛裂的主要症状包括疼痛、便秘和出血。肛瘘按瘘管位置高低分为低位肛瘘和高位肛瘘,大部分肛瘘由直肠肛管周围脓肿引起,瘘外口流出少量脓性、血性、黏液性分泌物为主要症状。痔、肛裂多先采用保守治疗,经久不愈及症状加重时则需手术治疗。痔常见的手术方法有痔切除术、吻合器痔上黏膜环形切除术、血栓性外痔剥离术等。肛瘘则极少自愈,以手术治疗为主,多采用瘘管切开术、肛瘘切除术以及挂线疗法。

一、术前护理常规

1. 执行外科术前护理常规。

2. 饮食　嘱患者多饮水,食用新鲜水果蔬菜、多吃粗粮,少饮酒,避免辣刺激食物。养成良好生活习惯,定时排便,适当增加运动量,促进肠蠕动,切忌久站、久坐、久蹲。

3. 对症护理

（1）痔块脱出:应及时还纳,注意动作轻柔,避免损伤;血栓性外痔者局部可应用抗生素软膏。

（2）便后及时清洗,保持局部清洁舒适;便后温水坐浴,水温控制在43~46℃,每次20分钟,以预防病情进展及并发症。每日可坐浴2~3次。

（3）贫血:痔出血频繁或量大患者常伴有贫血,应观察其面色、口唇、甲床苍白程度,了解血红蛋白情况。预防排便或坐浴时因体位改变导致跌倒意外。

（4）尿潴留:肛周脓肿和痔嵌顿患者术前因疼痛易发生尿潴留,应观察其排尿情况,必要时可行导尿术。

（5）疼痛:温水坐浴可适当缓解疼痛,必要时遵医嘱口服或注射止疼药物。

二、术后护理常规

1. 执行外科术后护理常规。

2. 执行麻醉后护理常规。

3. 执行术后疼痛护理常规。大多数肛肠术后患者创面疼痛剧烈,是由于肛周末梢神经丰富,或因括约肌痉挛、排便时粪便对创面的刺激、敷料堵塞过多等导致。护士需判断疼痛原因,给予相应处理;亦可使用镇静药、去除多余敷料等。

4. 病情观察　注意观察生命体征变化。如脉搏加快或血压下降,则应考虑有出血的可能,应及时观察切口,遵医嘱采取治疗及护理措施。

5. 饮食与活动 术后 1~2 日应以无渣或少渣流质、半流质为主。术后 24 小时内可在床上适当活动四肢、翻身等,24 小时后可适当下床活动,逐渐延长活动时间。

6. 排便 术后早期患者会存在肛门下坠感或便意,多因敷料刺激所致;注意保持大便通畅,防止用力排便。如有便秘,可口服液状石蜡或其他缓泻剂,但切忌灌肠。

7. 温水坐浴、便后及时清洗,保持局部清洁舒适,控制温度在 43~46℃,每日 2~3 次,每次 20 分钟。

8. 并发症的观察与护理

（1）尿潴留:术后 24 小时内,每 4~6 小时嘱患者排尿 1 次。避免因手术、麻醉刺激、疼痛等原因造成术后尿潴留。若术后 8 小时仍未排尿且感下腹胀痛、膀胱充盈时,应通知医生,遵医嘱可行诱导排尿、针刺或导尿等。

（2）创面出血:由于肛管直肠的静脉丛丰富,术后容易因为止血不彻底、用力排便等导致创面出血。表现为切口出血或粪便表面会有少量出血,如患者出现恶心、呕吐、心慌、出冷汗、面色苍白,同时伴肛门坠胀感和急迫排便感,且进行性加重,敷料渗血较多,应及时通知医生行相应处理。

（3）切口感染:直肠肛管部位由于易受粪便、尿液等的污染,术后易发生切口感染,应注意术前改善全身营养状况;术后 2 日内控制好排便;保持肛门周围皮肤清洁,便后坐浴;切口定时换药,充分引流。

（4）痔术后患者如有排便困难、大便变细则提示有肛门狭窄可能,应立即通知医生,及早行扩肛治疗。

（5）肛裂术后患者如发现会阴部皮肤常有黏液及粪便沾染,或无法随意控制排便时,则应立即通知医生,给予对症处理。

（6）肛瘘术后可发生假性愈合,若发现患者切口愈合不良,应立即通知医生,及时给予切口搔爬术。

9. 健康指导

（1）合理饮食:多饮水,多吃蔬菜水果以及富含纤维素的食物,禁止饮酒及食辛辣等刺激性食物。出现便秘时,应增加粗纤维食物,必要时适当口服润肠通便药物。

（2）良好排便习惯的建立:定时排便,避免时间过长。

（3）适当活动,劳逸结合。

（4）每日便后温水坐浴,促进愈合。

（5）定期复查换药。

（马红梅 孟 艳）

第十节　肝脓肿护理常规

肝脓肿是肝受感染后形成的脓肿,属于继发感染性疾病。根据病原菌不同分为细菌性肝脓肿和阿米巴性肝脓肿。细菌性肝脓肿是由化脓性细菌引起的肝内化脓性感染,中年男性多见,常见大肠埃希菌和金黄色葡萄球菌,多继发胆道和肠道感染。阿米巴肝脓肿是肠道阿米巴病最常见并发症。临床较多见,必须早期诊断,积极治疗,一般外科治疗除了全身支持疗法和抗生素治疗,常用经皮肝穿刺脓肿置管引流术及脓肿切开引流术。

一、术前护理常规

1. 执行外科术前护理常规。

2. **病情观察**　根据肝脓肿形成病原菌、位置不同,其观察重点和护理措施不同。

(1)生命体征:细菌性肝脓肿起病急、病情重,寒战、高热为最常见症状,常寒热交替,反复发作,多呈一日数次的弛张热,体温39~40℃,伴有大汗、脉率增快。此时应动态观察体温变化,当体温高于39℃或寒战时,需每2小时监测体温,适时做血培养,给予物理降温护理,如无效遵医嘱给予药物降温。在降温过程中注意保暖及皮肤护理。增加患者摄水量,高热患者每日摄入量至少2000ml液体,口入不足可加强静脉补液。

(2)腹部体征:肝区疼痛、肝肿大引起肝包膜急剧膨胀,致肝区持续性钝痛,肝区有叩击痛。脓肿破溃入腹腔可致弥漫性腹膜炎,全腹压痛、反跳痛。右肝脓肿向膈下间隙穿破可形成膈下脓肿;穿破膈肌形成脓胸,出现胸痛或右肩牵涉痛及刺激性咳嗽和呼吸困难;左肝脓肿可穿入心包,发生心包积脓。阿米巴肝脓肿除细菌性肝脓肿典型临床表现外,部分患者可有腹泻史。护士应加强腹部及胸部症状观察,一旦发生严重并发症立即通知医生。

3. **营养支持**　鼓励患者多食高蛋白、高热量、高维生素和膳食纤维食物,贫血、低蛋白血症患者可静脉输注血制品;进食差、营养不良者,可经肠内/肠外提供营养支持,并执行营养支持护理常规。

二、术后护理常规

1. 执行外科术后护理常规

2. 执行麻醉后护理常规。

3. 执行术后疼痛护理常规。

4. 严密监测生命体征,观察腹痛和腹部症状;做好术后体温监测,若体温高于39.5℃，可行物理降温，并准确记录。

5. 切口的护理 观察腹部切口敷料有无渗血、渗液情况，保持切口敷料干燥。

6. 体位 患者半卧位，利于引流和呼吸。

7. 引流管护理

（1）保持引流管通畅，彻底引流脓液，促进脓腔闭合。

（2）严密观察并准确记录脓腔引流液颜色、性质、量及变化情况，注意每日引流量，量突然减低有堵管可能应通知医生。

（3）严格无菌操作，术后早期一般不冲洗，多于术后1周开始冲洗脓腔，可用生理盐水持续冲洗。

（4）每日更换引流袋，防止感染发生。当脓腔引流量小于10ml/24h时，逐步退出并拔除引流管。

8. 用药护理 遵医嘱合理用药，注意药物间隔时间和服用时间，并观察有无不良反应。长期应用抗生素者，注意做好口腔黏膜护理；警惕有无腹泻、腹胀等假膜性肠炎发生。

9. 脓肿切开引流或肝叶切除术后应注意观察有无腹腔创面出血、膈肌损伤等并发症，一旦发现及时通知医生。

10. 健康指导

（1）嘱患者多食高蛋白、高热量、富含维生素和纤维素食物，多饮水。

（2）指导患者正确服药，不得擅自停药或更改剂量。

（3）嘱患者按时复诊，若出现发热或肝区疼痛等症状，及时就诊。

（张 岚 魏 力）

第十一节 门静脉高压症护理常规

门静脉的血流受阻发生淤滞时，则引起门静脉系统压力增高，临床上表现有脾大和脾功能亢进、食管胃底静脉曲张和呕血、腹水等，具有这些症状的疾病称为门静脉高压症。外科治疗主要是胃底曲张静脉破裂引起的上消化道出血、腹水、脾功能亢进。手术治疗主要分为两类：一类是通过各种不同的分流手术来降低门静脉压力，另一类是阻断门奇静脉间的反常血流，达到止血的目的。常用手术方式有门体分流术和断流术。

一、术前护理常规

1. 执行外科术前护理常规。

2. 病情观察

（1）评估患者有无脾脏肿大、有无贫血、血细胞减少等脾功能亢进症状；动态监测白细胞和血小板。

（2）呕血和（或）黑便：评估患者有无呕血或黑便史，动态评估者呕吐物及大便颜色、性状、量。

（3）腹水：每日固定时间固定位置测量腹围和体重；应用利尿剂患者注意监测血清电解质变化。

3. 饮食　指导患者进食高热量、多维生素的少渣饮食，避免进食粗硬、油炸及有刺激性的食物，进餐时细嚼慢咽，防止损伤食管 - 胃底曲张静脉而导致出血；必要时可给予肠外营养支持。

4. 肠道准备　可口服 50% 硫酸镁或使用生理盐水清洁灌肠，禁用肥皂水灌肠。术前如需留置胃管，动作要轻柔，选用细、软胃管，多涂润滑油，避免引起出血。

5. 腹腔积液患者护理

（1）休息：卧床休息，尽量取平卧位；大量积液，取半卧位，以利于呼吸运动。

（2）限制水、钠摄入量：应食低盐或无盐饮食；钠限制在 500~800mg/d，进水量限制在 1000ml/d。

（3）避免腹内压增高：应避免咳嗽、打喷嚏、用力排便等增加腹压因素。

二、术后护理常规

1. 执行外科术后护理常规。

2. 执行全身麻醉后护理常规。

3. 执行术后疼痛护理常规，门脉高压分流术后观察患者意识情况，定时监测肝功能，血氨；术后应少用或不用吗啡类药物，慎用安眠药。观察患者有无性格异常、定向力减弱、嗜睡等肝性脑病初期症状。

4. 体位　分流术后取平卧位或低坡半卧位，床高度低于15°，避免过多活动，防止血管吻合口破裂，一般卧床一周后逐步床活动。断流术和脾切除术后，待生命体征平稳可取半卧位。

5. 饮食　禁食期间给予肠外营养并做好口腔护理，待肠蠕动恢复后，进流质饮食，逐步过渡到半流质饮食及软食。对肝功能严重障碍或分流术后，应限制蛋白质的摄入量，每日不超过 30g，避免诱发或加重肝性脑病。

6. 并发症的观察与护理

（1）出血：密切观察血压、脉搏、呼吸、尿量及腹腔引流液颜色、量、性状，观察有无出血倾向，若术后 1~2 小时引流血性液体 ≥ 200ml 考虑术后出血，及时通知医生妥善处理。

（2）感染：感染常见部位可为腹腔、泌尿系统及呼吸系统，术后护士加强观察，遵医嘱及时使用有效抗生素；做好引流管护理；禁食期间做好口腔护理；鼓励患者咳嗽、咳痰，予以雾化吸入，防止肺部并发症发生。

（3）血栓：脾切除术后两周内定期监测血小板计数，观察有无急性腹痛、腹胀、便血等肠系膜血管栓塞或血栓形成的表现。

7. 健康指导

（1）饮食：少量多餐、忌暴饮暴食；宜进食新鲜、易消化、高热量、多维生素、多糖饮食，适量摄入蛋白质及脂肪类食物；肝功能严重受损或分流术后应限制蛋白摄入；有腹水患者应限制钠盐的摄入。

（2）应继续保肝治疗，不要服用对肝脏有毒的药物。

（3）生活有规律，劳逸结合，自我监测有无出血征象，发现异常及时就诊。

（4）避免过重体力劳动，戒烟酒，保持乐观稳定情绪。

（5）定期随诊复查，如出现腹部疼痛或切口红、肿、热、痛等情况及时就诊。

（张　岚　王维维）

第十二节　胆石症护理常规

胆石症是包括发生在胆囊或胆管内的胆石，是胆道系统常见病和多发病。胆石可发生在胆管的任何部位，胆囊内的结石为胆囊结石，左右肝管汇合部以下的肝总管和胆总管结石为肝外胆管结石，汇合部以上的为肝内胆管结石。

一、胆囊结石护理常规

主要为胆固醇结石或以胆固醇为主的混合性结石和黑色素结石。外科治疗首选的是腹腔镜胆囊切除（laparoscopic cholecystectomy，LC）治疗，与开腹胆囊切除相比同样有效，且具有恢复快、损伤小、疼痛轻、瘢痕不易发现等优点。

（一）术前护理常规

1. 执行外科手术前护理常规。

2. 病情观察　动态评估腹痛，包括腹痛程度、性质、范围，有无寒战、高热、黄疸。初期表现为右上腹阵发性绞痛，伴恶心、呕吐等消化道症状；随着病情进展，持续性右上腹疼痛放射到右肩背部。若腹痛加重，伴高热、寒战及严重全身感染症状，则考虑为化脓性胆囊炎或坏疽穿孔。如上述症状加重伴血压下降，脉搏细速，及时告知医生进行积极处理。

3. 饮食　选用低脂饮食，有脱水和电解质失衡时遵医嘱合理补液治疗。

4. 术前用药　严重的胆囊结石发作性疼痛可使用镇痛剂和解痉剂，如阿托品。但应避免使用吗啡，因吗啡可引起 Oddis 括约肌收缩，增加胆道内压力，加重病情。

5. 如行腹腔镜下胆囊切除术（LC 术），应嘱患者清洗脐部皮肤，护士可用松节油清洁脐内污垢。指导患者进行呼吸训练，避免感冒。

（二）术后护理常规

1. 执行外科手术后护理常规。

2. 执行全身麻醉术后护理常规。

3. 执行术后疼痛护理常规。

4. 严密监测生命体征，并做好术后记录；有心律异常变化者立即通知医生给予妥善处理。

5. 引流管护理　保持引流通畅，妥善固定引流管，观察引流液颜色、量及性质。

6. 体位　术日平卧位，次日依据病情可下床活动，逐渐过渡至正常活动。

7. 饮食　如为 LC 术术日禁食 6 小时，次日遵医嘱可从低脂流食逐渐过渡至低脂普食。

8. 并发症的观察与护理　术后除严密观察患者生命体征外，还应观察患者腹部体征及引流情况，如患者出现发热、腹痛、腹胀等腹膜炎症状或腹腔引流液为黄绿色胆汁样液体，考虑为胆瘘，及时通知医生并协助其处理。

9. 健康指导

（1）合理饮食，少量多餐；少食油腻食物，多食低脂、高维生素饮食，多食新鲜蔬菜和水果。

（2）适当体育锻炼，提高机体抵抗力。

（3）定时进行复诊，如腹部疼痛等情况及时到医院就诊。

二、胆管结石护理常规

胆管结石根据病因不同，分为原发性和继发性胆管结石。在胆管内形成的结石，称为原发性胆管结石，其形成与肝内感染、胆汁淤积、胆道蛔虫有密切关系，以胆色素结石或混合性结石为主。胆管内结石来自于胆囊者，称为继发性胆管结石，以胆固醇结石多见。外科手术治疗主要有胆总管切开取石和"T"形管引流术。

（一）术前护理常规

1. 执行外科手术前护理常规。

2. 病情观察　密切观察患者生命体征，腹痛的性质、部位及发作时间，有无诱发因素；有无腹痛、寒战、高热及皮肤有无黄染的 Charcot 三联征，以确定有无胆管梗阻。注意与胆道蛔虫区别。对于诊断明确者可使用消炎利胆和解痉镇痛药物。

3. 饮食 选用低脂饮食、肝功能较好者给高蛋白饮食,不能进食者给肠外营养。

4. 用药护理 避免使用吗啡,遵医嘱应用改善凝血机制药,可肌内注射维生素 K_1 及保肝药物。

5. 降低体温 高热患者可使用物理降温和(或)药物降温,应用抗生素控制感染。降温过程中患者出汗较多时,注意及时更换。

6. 做好皮肤护理 如患者皮肤出现黄染、瘙痒,嘱患者不要用手抓挠,注意剪指甲,可用温水擦浴,涂抹润肤露,必要时请皮肤科会诊。

(二)术后护理常规

1. 执行外科术后护理常规。

2. 执行全身麻醉后护理常规。

3. 执行术后疼痛护理常规。

4. 病情观察 定时监测生命体征和腹部体征;术前有黄疸的患者,应观察并记录大便颜色。

5. 营养支持 及时补充液体,保持出入量平衡。

6. "T"形管引流护理 胆总管探查或切开取石术后,于胆总管切开处放置"T"形管,目的是为了引流胆汁,使胆管减压。

(1)"T"形管应妥善固定保持通畅,防止扭曲、脱落。不可固定在床上,以防翻身活动时牵拉造成导管脱出。

(2)密切管查:"T"形管内引流出胆汁的颜色、量和性状,一般正常成人胆汁量 800~1200ml/24h,黄绿色清亮无沉渣液体;术后 24 小时内胆汁引流量一般 300~500ml,进食后胆汁量可增至 600~700ml,随着胆管梗阻解除,胆汁量逐渐减至 200ml 左右。

(3)预防感染:严格无菌操作,保持"T"形管引流通畅,定时更换引流袋。下床活动时引流袋低于引流口水平,避免胆汁回流;平卧时引流管远端应低于腋中线,防止胆汁淤积引起感染。

(4)拔管:若"T"形管引流通畅、胆汁正常、无腹痛、无发热等症状,且引流量逐渐减少,一般在术后 10~14 日可试行夹闭 T 形管。开始每日夹闭 2~3 小时,无发热、腹痛和黄疸可逐渐延长时间,直至全日夹管 24~48 小时患者无不适可以拔管。经 T 形管造影显示胆管通畅后,再引流 2~3 日,以排出造影剂。拔管后残留窦道用凡士林纱布填塞,1~2 日内可自行闭合。

7. 并发症的观察与护理

(1)黄疸:常伴凝血功能障碍,一般术后 3~5 日减退,可给予维生素 K_1 肌内注射。

（2）出血：严密观察生命体征及腹部体征。特别是术后 24~48 小时内，若出现腹痛、呕血、黑便、引流管液为血性胆汁或鲜血，且超过 100ml/h，持续 3 小时以上并伴心率增快、血压波动时，提示腹腔内出血，立即通知医生，协助做好术前准备。

（3）胆瘘：术后 5~10 日，患者突然发热、腹痛、腹胀，或 T 形管引流量突然减少，腹腔引流管或切口引流出黄绿色胆汁样液体，提示发生胆瘘，立即报告医生并协助处理。做好引流管口周围皮肤护理，局部可涂皮肤保护膜或用防漏膏。

8. 健康指导

（1）养成良好的饮食习惯，烹调方式以蒸煮为宜。定期进行肠道驱虫。

（2）适当体育锻炼，提高机体抵抗力。

（3）指导患者对异常症状的观察。若有腹胀、黄疸、发热、厌油腻等或切口红、肿、热、痛等，应及时就诊。

（4）指导带 "T" 形管出院患者做好管路护理，避免受压、牵拉；尽量穿宽松柔软的衣服，避免提举重物或过度活动。淋浴时用塑料薄膜覆盖 "T" 形管上并作标记，以防感染；每日定时更换引流袋并做好记录。若敷料渗湿、管路脱出应及时就诊。

（张　岚　魏　力）

第十三节　胆管损伤护理常规

肝外胆管损伤是肝门损伤的一部分，实际上以医源性损伤较为多见。由于伴发内出血引起的休克或胃肠穿孔引起的腹膜炎，易掩盖胆管损伤的表现，一旦漏诊，会酿成严重的胆汁性腹膜炎，继发腹腔感染，危及生命，对损伤重、失血多的伤员应积极抗休克，同时迅速控制活动性出血，修复或切除损伤脏器。目前外科治疗主要是先放置 T 形管引流，伤情稳定后再择期作胆道修复手术。

一、术前护理常规

1. 执行外科术前护理常规。

2. 病情观察　观察皮肤颜色、温度、有无发热、腹痛。监测血、尿淀粉酶和血清脂肪酶变化，及时发现和处理胆源性胰腺炎。

3. 疼痛　评估腹痛的性质及部位，视病情采取半卧位，必要时遵医嘱使用镇痛剂。

二、术后护理常规

1. 执行外科术后护理常规。

2. 执行全身麻醉后护理常规。

3. 执行术后疼痛护理常规。

4. 病情观察 定时监测生命体征变化,注意有无血压下降、体温升高及尿量减少等全身中毒症状,及时补充液体,保持出入量平衡。

5. "T"形管护理 同胆管结石"T"形管护理。

6. 心理护理 因胆管损伤多与医生手术操作有关,应耐心解释与疾病相关的知识,同情、关心患者,作好家属的思想工作,争取患者及家属的理解,及时缓解医患矛盾,稳定患者情绪,使其能积极配合治疗和护理。

7. 健康指导

(1)主要是对原发病进行健康指导。

(2)安抚患者心理,做好带T形管出院患者的健康指导。

(魏 力 王维维)

第十四节 急性胰腺炎护理常规

急性胰腺炎是胰腺分泌的胰酶在胰腺内被异常激活,对胰腺自身及其周围脏器产生消化作用而引起的炎症性疾病,是一种常见的外科急腹症。急性胰腺炎严重程度不一,轻者易于治疗,预后较好;重者病情险恶,病死率高。在我国急性胰腺炎主要病因是胆道疾病,而饮酒过量是西方国家急性胰腺炎的主要病因。外科手术治疗方式是胰腺及胰周坏死组织清除引流术;胆源性胰腺炎手术的目的是取出胆管结石,解除胆道梗阻,畅通引流。术后给予胃造瘘目的是引流胃液,减少胰腺分泌;空肠造瘘目的是提供肠内营养途径。

一、术前护理常规

1. 执行外科术前护理常规。

2. 腹痛护理 注意观察及时评估腹痛的性质、部位。剧烈腹痛遵医嘱给予镇痛解痉药物;协助患者取前倾坐位(即膝盖弯曲,靠近胸部以缓解疼痛)。同时按摩背部,增加舒适感。

3. 给予禁食、持续胃肠减压、减少胰腺分泌胰液,或应用抑制胰液分泌药物或抗胰酶药物,减少胰液对胰腺及周围组织的刺激。

4. 控制感染,加强口腔护理,必要时遵医嘱使用抗生素。

5. 维持水、电解质平衡,严密监测生命体征,患者神志、皮肤黏膜温度和色泽,准确记录 24 小时出入量。患者发生休克应迅速建立静脉通路,补液扩容,尽快恢复有效循环血量。

6. 体温　患者发热可给予物理降温,必要时遵医嘱给予药物降温。

二、术后护理常规

1. 执行外科术后护理常规。

2. 执行麻醉后护理常规。

3. 执行术后疼痛护理常规。

4. 管路护理　如为胆源性胰腺炎则详见本章胆管结石术后管路护理内容,以下主要介绍胰腺及胰周坏死组织清除引流术引流管护理。引流管包括胃管、腹腔双套管、胰周引流管、空肠造瘘管、胃造瘘管及尿管等。

(1)做好各种管路标识,明确安装位置、目的和时间,将引流管远端与引流袋连接,同时做好引流袋标识,妥善固定并维持管路的初始位置,保持有效引流,定时更换,严格无菌操作。

(2)密切观察引流液性状、颜色、量。

1)胆囊引流液:褐色或墨绿色胆汁。

2)胰周引流液:胰液白色清亮;若 1~2 小时引流量 ≥ 200ml 鲜血或血性引流液应及时通知医生。

3)腹腔引流:观察有无鲜血或胆汁引流液引出;若引流液混有胆汁,伴有发热及腹膜刺激征,警惕消化道瘘、腹腔感染。

4)腹腔双套管灌洗引流:该管放置目的是冲洗坏死组织、脓液或血块。首先做到灌洗液现用现配,冲洗速度维持 20~30 滴 / 分;其次保持引流通畅,维持低负压吸引,负压不可过大,以免损伤内脏组织和血管;再次观察引流液,若为浑浊、脓性、粪汁样,伴有发热及腹膜刺激征,警惕消化道瘘、腹腔感染。最后准确记录冲洗液量和引流液量,保持平衡,保持引流通畅。若患者体温维持正常 10 日左右,腹腔引流液少于 5ml/d,胰淀粉酶和白细胞正常,可考虑拔管。

5)空肠造瘘管护理:其是实行肠内营养治疗途径,保持管理通畅,妥善固定、防止牵拉是必须遵循的护理措施,实施肠内营养治疗时请执行肠内营养护理常规。

5. 引流口周围皮肤护理　每日评估引流管口周围皮肤状况,必要时可涂擦皮肤保护膜或凡士林纱条覆盖,做好交接班。

6. 营养支持　肠功能恢复前给予肠外营养支持,使机体达到正氮平衡,以利于组织修复。

7. 并发症的观察与护理

（1）出血：密切观察生命体征，尤其血压、脉搏变化；观察胃管、各个引流管有无血性液体引出；观察引流液性状、量、颜色；观察患者有无呕血、黑便。监测凝血功能。

（2）胰瘘：观察患者有无腹痛、腹胀、发热，引流液若为无色清亮时，警惕胰瘘。保持患者半卧位，严密观察引流液性质、量、颜色，准确记录出入量；根据胰瘘严重程度，采取禁食、胃肠减压、静脉泵入生长抑素等；必要时做腹腔灌洗引流，严格无菌操作，加强瘘口周围皮肤保护。

（3）肠瘘：观察患者有无明显腹膜刺激征，引流液若为粪便样液体或输入的肠内营养液，则考虑肠瘘。保持引流通畅，持续低负压吸引，纠正水、电解质紊乱，加强肠外营养支持，指导患者正确使用肠造口袋。

8. 健康指导

（1）减少诱因，治疗胆道疾病，戒酒，预防感染。

（2）休息与活动相结合，保持良好心情，避免疲劳与情绪激动。

（3）合理饮食，进食低脂饮食，忌刺激、油腻、辛辣食物。

（4）控制血糖、血脂，加强监测。

（5）定期复查出现异常征象，及时就诊。

（张　岚　魏　力）

第十五节　脾疾病护理常规

脾脏是一个血供丰富而质脆的实质性器官，受外伤暴力很容易使其破裂引起内出血。脾破裂的临床表现以内出血及血液对腹膜的刺激为其特征，出血量大而速度快的很快表现出低血容量性休克。创伤性脾破裂的诊断主要依赖损伤病史、临床有内出血的表现、腹腔诊断性穿刺抽得不凝固血液等。治疗原则为保守治疗和手术治疗。外科手术方式可根据损伤的具体情况选用以下术式：脾修补术，部分脾切除术，全脾切除术。

一、术前护理常规

1. 执行外科术前护理常规。

2. 协助患者做好术前检查。

3. 密切观察病情，了解脾手术的原因　①如脾功能亢进者，嘱其避免碰伤、跌伤、减少活动；②如创伤性脾破裂，密切监测生命体征，及时发现休克倾向，将血压、脉率及腹部体征作为常规监测项目，必要时建立两条静脉通路，快速输入平衡盐液及血浆或代用品，改善休克状态。

4. 评估脾功能，及时纠正脾功能异常，减少术中出血。

二、术后护理常规

1. 执行外科术后护理常规。

2. 执行全身麻醉后护理常规。

3. 执行术后疼痛护理常规。

4. 病情观察　密切观察生命体征、切口渗出情况,评估是否有再出血倾向。对"脾热"的患者,及时给予物理降温,并补充水和电解质。

5. 活动　嘱患者不宜过早下床活动。一般需卧床休息 10~14 日。以 B 超或 CT 检查为依据,观察脾脏愈合程度,确定能否起床活动。

6. 管路护理　保持胃管、尿管及腹腔引流管通畅,注意引流液量及性状的变化。若有活动性出血,及时报告医生处理。

7. 营养支持　肠功能恢复前给予肠外营养,肠功能恢复后方可进食。应给予高热量、高蛋白、高维生素饮食。

8. 健康指导

(1)注意休息,避免重体力劳动及剧烈运动,如弯腰、下蹲、骑摩托车等。注意保护腹部,避免外力冲撞。

(2)脾切除术后,患者免疫力低下,注意保暖,预防感冒,坚持锻炼身体,提高机体免疫力。

(3)若出现头晕、口干、腹痛等不适,均应停止活动并平卧,及时到医院检查治疗。

(4)避免增加腹压,保持排便通畅,避免剧烈咳嗽。

(5)出院时复查 CT 或 B 超,定期复查。

(魏　力　王维维)

第十六节　动脉疾病护理常规

动脉疾病包括动脉的器质性疾病(如动脉炎症、狭窄或闭塞)和功能性疾病(如动脉痉挛)。动脉扩张则形成动脉瘤。动脉疾病的临床表现均为缺血性表现,其病程呈进展性,后果严重。动脉疾病包括动脉硬化闭塞症、动脉瘤、多发性大动脉炎和雷诺综合征等。每种疾病的护理常规介绍如下。

一、动脉硬化闭塞症护理常规

动脉硬化闭塞症(arteriosclerosis obliterans, ASO)是一种全身性疾患,主要发生在大、中动脉,可涉及腹主动脉及远侧的主干动脉,引起下肢慢性缺血的临床表现。本病多见于 50 岁以上男性,发生率有增高趋势。多与其他部位的动脉硬化性疾病同时存在。以下肢动脉硬化闭塞症为例。

下肢动脉硬化闭塞症是由于下肢动脉粥样硬化导致下肢动脉壁增厚、僵硬、迂曲和失去弹性,继发血栓形成,致使动脉血管腔狭窄、闭塞,肢体出现缺血症状。临床表现轻重与病程进展、动脉狭窄及侧支代偿的程度相关。早期表现为患者怕冷、苍白、疲劳,以后可有间歇性跛行、静息痛,严重者可有单侧肢体缺血性神经病变、组织溃疡和坏疽,患肢麻木或烧灼感,失用性肌肉萎缩及关节僵硬。

治疗 ASO 的原则为阻止疾病的继续发展,改善患肢的侧支循环,缓解疼痛和促进溃疡愈合。外科治疗目的是通过手术或血管内治疗重建动脉通路,包括介入治疗(经皮腔内血管成形术合并支架术)、外科血管重建手术、血栓内膜切除术和截肢术等。由于介入治疗具有微创、操作简单、疗效确切、可重复操作的优点,目前成为外科治疗 ASO 的首选治疗方法。

(一)术前护理常规

1. 执行外科术前护理常规。

2. 了解患者健康史,包括患者有无心脏病、高血压、高胆固醇血症、糖尿病、吸烟史、外伤史等。

3. 评估动脉闭塞的部位、范围、性质、程度以及是否建立侧支循环。

4. 测量患者踝肱指数(ABI),做好 DSA、CTA、MRA 等相关检查的配合工作。

5. 患肢护理

(1)观察患肢皮肤温度、颜色,末梢动脉搏动情况,必要时测量患肢血压。

(2)注意患肢保暖,以促进血管扩张,但应避免用热水袋、热垫或热水给患肢直接加温,避免加重患肢病变。勿使肢体暴露于寒冷环境中。

(3)鼓励患者每日步行,指导患者进行 Buerger 运动,以促进建立侧支循环,但不用于有溃疡或坏疽的患者。

(4)体位:卧床时取头高脚低位,使血液易灌流至下肢;避免长时间站位或坐位,避免双下肢交叉,防止动静脉受压。

(5)皮肤护理:避免手抓搔皮肤。如局部有溃疡或坏死,应保持局部创面清洁,防止发生开放性伤口和继发感染。已发生坏疽部位,应保持干燥。可由医生或伤口治疗师会诊进行创面处理。

(6)疼痛护理:疼痛是下肢缺血性疾病的典型临床表现,根据对患者的疼痛评估,遵医嘱使用镇痛剂。

6. 药物护理 药物治疗是治疗下肢缺血的重要手段,包括抗凝、扩张血管、溶栓和镇痛。注意药物剂量准确、用药后出血的观察以及血管保护。

7. 饮食 以低热量、低盐、低脂、低糖饮食为主,多吃蔬菜和水果。

8. 心理护理 除了对手术紧张、恐惧外,患肢的疼痛和坏死加重患者情绪变化,烦躁、易怒、抑郁等,护士应关心体贴患者、言语恰当、多倾听、多鼓励安慰,使其情绪稳定,配合治疗及护理。

9. 安全护理　做好安全防护,防止跌倒/坠床的发生。

10. 健康指导

(1)嘱患者戒烟,以免加重动脉硬化程度、合并肺部并发症及切口延迟愈合。

(2)嘱患者避免长时间维持同一站姿/坐姿不变,或坐时将一腿搁在另一腿膝盖上,阻碍血流。

(3)保持足部清洁干燥,每日用温水洗脚,洗前先用手试水温,勿用足趾试水温,避免烫伤。

(4)皮肤瘙痒时,可涂拭止痒膏或赛肤润等营养皮肤制剂,避免皮肤干燥、皲裂造成开放性伤口和继发感染。

(5)如有皮肤溃疡或坏死,保持溃疡部位的清洁,避免受压;可邀请伤口治疗师对创面进行换药。

(二)术后护理常规

1. 执行外科术后护理常规。

2. 执行麻醉后护理常规。

3. 执行术后疼痛护理常规。

4. 病情观察

(1)密切观察生命体征,特别是血压动态变化。

(2)观察术后患肢的皮温、颜色、足背动脉搏动、感觉状况,评估血管通畅度。

(3)按时测量患肢周径,注意每次测量位置固定,并做好记录;由于淋巴回流受阻等原因造成的肢体肿胀一般可在数周内缓解。可给患者穿中等压力的弹性袜或抬高患肢。

(4)评估动脉重建术后肢体是否出现肿胀、剧痛、麻木、皮肤发紫、皮温降低等缺血-再灌注损伤,如果发生应立即通知医生,协助妥善处理或协助做好再手术准备。

(5)介入治疗术后穿刺侧肢体需制动 12 小时,穿刺部位加压包扎 6~8 小时,于 48 小时后可下床活动。如行动脉血管重建术则延长卧床时间。股、腘动脉人工血管架桥术后患肢膝关节屈曲 10°~15°,膝及小腿下可垫一软枕。

5. 药物护理　使用抗凝药物要观察出血倾向,注意监测出、凝血时间,并做好药物相关知识的健康宣教。

6. 创面护理　如患者出现下肢溃疡、坏死等,应及时请医生及伤口专科护士进行处理。协助患者变换体位,避免压力性溃疡发生,尤其是老年人。

7. 安全护理　对跌倒/坠床高危患者术后应再次进行评估,并做好安全防护措施,防止意外发生。对于截肢患者还要注意可能存在幻觉,感觉肢体仍存在,避免意外发生。

8. 留置溶栓导管的护理

(1)注意导管的妥善固定和通畅,防止导管脱落和阻塞。

(2)正确连接微量泵,并按时观察各个衔接处固定是否良好。

(3)观察患者有无出血倾向,做好血管保护。

9. 功能锻炼 鼓励患者早期在床上进行肌肉收缩、舒张运动,防止下肢深静脉血栓形成。

10. 并发症的观察与护理

(1)出血:严密观察敷料有无渗血,观察血压有无急剧下降,警惕吻合口大出血的发生,立即通知医生并做好再次手术准备。

(2)急性动脉血栓形成:治疗后已经完全通畅或好转的下肢动脉搏动再次减弱、皮温降低、肤色苍白或疼痛加重。术后遵医嘱准确应用抗凝药,密切观察患肢远端血供情况。

(3)血肿及假性动脉瘤:术后穿刺点加压包扎,咳嗽或排便时用手保护穿刺部位。

11. 健康指导

(1)戒烟、注意饮食结构,多食清淡、豆类食品及富含维生素的食物,多食水果蔬菜,禁食高脂、高糖等不易消化及刺激性的食物。

(2)鼓励患者主动锻炼,量要适度;不能主动锻炼的可先被动锻炼。

(3)保持良好生活习惯,注意清洁卫生。保护患肢,切勿赤足行走,选择宽松的棉质袜子和舒适鞋子,注意勤更换。旁路术后患者出院 6 个月内避免吻合口附近关节的过屈、过伸,防止移植物再闭塞或吻合口撕裂。

(4)注意按时、按量服药,服药期间教会患者在家自我监测牙龈有无出血、尿液颜色变化等。

(5)定期复诊:每 1~2 周复查凝血功能。3~6 个月复查彩超,不适随诊。

二、腹主动脉瘤护理常规

腹主动脉瘤(abdominal aortic aneurysm, AAA)不是肿瘤,而是指由于各种原因引起的腹部主动脉局部或多处向外扩张或膨出,动脉管径的扩张或膨出大于正常动脉管径的 50% 以上为腹主动脉瘤。主动脉一旦开始扩张,其过程是不可逆的,所以手术治疗是其根本治疗方法,可分为主动脉瘤切除及人工血管置换的开放术和腔内隔绝介入术。近年来随着腔内介入治疗的不断发展,其创伤小、恢复快,越来越多的动脉瘤治疗方法逐渐由开腹、开胸手术转向微创腔内介入手术,即腹主动脉瘤腔内隔绝术(EVAR)。

（一）术前护理常规

1. 执行外科术前护理常规。

2. 预防瘤体破裂　瘤体破裂主要表现为腹痛加剧或突然剧烈腹痛,大汗淋漓、呼吸急促、面色苍白、脉搏细速、血压下降等失血性休克的先兆症状。

（1）嘱患者严格卧床休息,避免剧烈活动,如突然坐起或突然弯腰等。

（2）避免情绪激动、过度兴奋、紧张,造成交感神经兴奋,心血管活动增强,诱发瘤体破裂。

（3）减少引起腹内压突然增高的活动,避免咳嗽,保持大便通畅。

（4）保持有效静脉通路,备好抢救物品和药品,外出检查时医护人员必须陪同。

3. 控制血压　监测患者血压,在保证重要脏器有效灌注的前提下尽量降低血压,避免发生波动,必要时记录24小时尿量。

4. 饮食　以清淡、易消化、富含维生素食物为宜;鼓励饮水,指导患者多食用水果蔬菜及粗纤维食物,保持排便通畅。

5. 心理护理　耐心讲解相关知识及手术治疗的必要性,以取得患者的合作,减轻患者恐惧心理。

（二）术后护理常规

1. 执行外科术后护理常规。

2. 执行全身麻醉后护理常规。

3. 执行术后疼痛护理常规。

4. 病情观察　持续心电监护,注意血压波动。遵医嘱应用血管药物控制血压在一定范围内,避免血压大幅度波动。观察有无发热、腹痛,以及尿量和下肢血供情况。

5. 体位　术后切口给予沙袋加压6~8小时;双下肢伸平并制动12小时;平卧24小时后采取半卧位。卧床时嘱患者做足部背伸活动。若切口无明显渗血且体力允许,术后48小时开始下床活动。

6. 饮食　以清淡、富含维生素半流质饮食或普食为宜;鼓励多饮水,以促进造影剂排泄,减少对肾功能的影响。

7. 引流护理　保持引流管通畅,观察有无活动性出血及切口有无渗血。

8. 药物护理　应用抗凝药物要观察有无出倾向,并做好药物相关知识的健康指导。

9. 并发症的观察与护理

（1）内瘘:术后患者腹部瘤体搏动感、痛感应减弱或消失,若发现仍有搏动,腹部包块无变化或增大,提示可能修复不全或内瘘,应立即通知医生。

（2）血栓:严格遵医嘱进行抗凝溶栓治疗。

（3）腔内隔绝术后综合征：表现为一过性C反应蛋白升高、发热,红细胞、白细胞、血小板三系轻度下降。遵医嘱短期内使用肾上腺皮质激素及抗炎镇痛类药物对症处理。

（4）肠坏死：少见。注意观察患者有无腹胀、腹痛,听诊有无肠蠕动音及注意大便的性状。

（5）术后截瘫：极少见。术后换清醒后尽早活动下肢,以观察有无截瘫的发生。

10. 健康指导

（1）三周内避免剧烈活动,预防外伤。

（2）戒烟忌酒,饮食合理,保持排便通畅。

（3）按时服药,控制高血压。服用抗凝药物者定期复查,调整药量。

（4）遵医嘱按时复查,定期体检。

三、多发性大动脉炎护理常规

多发性大动脉炎（Takayasu's arteritis, TA）又称无脉病、主动脉弓综合征等,是一种发生在主动脉和（或）其主要分支的慢性非特异性炎症性动脉疾病,可造成血管腔狭窄甚至阻塞,少数可引起扩张或动脉瘤形成。手术治疗有颈动脉重建术、主动脉旁路术、肾动脉重建术及腔内血管介入治疗。由于介入治疗具有微创、简单、易行等特点,尤其适用于年幼患者,是目前主要治疗手段,对反复狭窄者可进行支架植入术。

（一）术前护理常规

1. 执行外科术前护理常规。

2. 生命体征监测　如果体温大于38℃或红细胞沉降率加快,提示患者处于大动脉炎的活动期。待上述指标平稳后择期手术。测量脉搏时须选择适当部位,测量血压时选择下肢部位,为观察病情提供依据。

3. 观察患肢血供　有无下肢发凉、行走无力、间歇性跛行等下肢供血不足症状及足背动脉搏动情况。

4. 安全护理　患者可有头晕、眩晕、视力减退甚至失明现象,应加强安全教育,嘱患者勿单独行动,防止意外发生。

5. 饮食　改善营养状况,营养不良患者给予高蛋白、高热量饮食。

6. 心理护理　年轻女性多发,指导患者保持良好心态,消除其顾虑及恐惧。

（二）术后护理常规

1. 执行外科术后护理常规。

2. 执行全身麻醉后护理常规。

3. 执行术后疼痛护理常规。

4. 监测生命体征,观察患者意识和瞳孔变化、有无神经损伤及四肢动脉搏动。

5. 体位　取平卧位,穿刺点加压包扎、穿刺肢体制动6~8小时。避免关节过度屈曲,以免压迫和扭曲血管。观察足背动脉搏动情况。

6. 患肢护理　观察患肢皮肤颜色、温度、感觉,以及尺动脉、桡动脉或足背动脉搏动情况;观察神志及肢体的活动情况,判断有无脑组织缺血。

7. 如为颈部手术,需观察呼吸及有无声音嘶哑,怀疑有血肿压迫呼吸道时应立即通知医生。

8. 如肾动脉狭窄术后应记录24小时尿量并监测肾功能。

9. 使用人工血管的患者应注意遵医嘱应用抗生素和抗凝药,并观察用药后的反应及出血倾向。

10. 药物护理　密切观察牙龈、口腔黏膜等部位有无出血。切口敷料有无渗血。

11. 引流护理　保持引流通畅,观察引流液的性质、颜色及量并准确记录。

12. 并发症的观察与护理

(1)血栓性闭塞:用药期间监测凝血酶原时间,避免抗凝不足。

(2)异位栓塞:观察患肢皮肤颜色、温度及有无肢端疼痛等,以评估有无栓子脱落致动脉远端栓塞。

(3)感染:保持切口敷料干燥,加强管路护理。

13. 健康指导

(1)饮食:以温热或温补性食物为主,少食生、冷、寒、凉性食物。

(2)定期复查,遵医嘱用药,不可擅自加减药物及药量。

(3)教会患者自我监测脉搏和血压,观察治疗效果。

(4)戒烟,适当活动患肢,保持充足睡眠。

四、雷诺综合征护理常规

雷诺综合征是指小动脉阵发性痉挛,受累部位程序性出现苍白及发冷、青紫及疼痛、潮红后复原的典型症状,常于寒冷刺激或情绪波动时发病,又称肢端血管痉挛症。治疗原则为药物治疗和手术治疗。病情严重、药物治疗无效且皮肤组织营养障碍者应实施手术治疗,如交感神经切断术。

(一)术前护理常规

1. 执行外科术前护理常规。

2. 术前辅助检查　除实验室检查外,常规检查手指温度、颜色、毛细血管反流情况。

3. 术前指导　发生血管痉挛时,患肢保暖可使疼痛得到缓解,但不可用热水袋。吸烟者应戒烟。

4. 注意保暖,可预防或减少发作。

(二)术后护理常规

1. 执行外科术后护理常规。

2. 执行全身麻醉后护理常规。

3. 执行术后疼痛护理常规。

4. 患肢观察 患肢抬高至心脏水平,减轻肿胀。密切观察患指皮温、颜色、毛细血管反流情况。

5. 并发症的观察与护理

(1)转移性出汗:常见的是手部、头颈部出汗停止,身体其他部位在环境温度大于 26~27℃时出现代偿性出汗。

(2)气胸:发生率 95%,因为术中要人为制造气胸方便手术进行,一般不需处理,个别气胸较多时可做胸腔穿刺抽吸气体。

(3)霍纳综合征:一种严重的并发症,表现为患侧眼睑轻度下垂、瞳孔缩小,但不影响视力。

6. 健康指导

(1)局部保暖,预防血管痉挛。

(2)应避免寒冷刺激和情绪激动。

(3)宜食清淡且富含维生素的食物,指导患者戒烟。

(魏 力 王维维)

第十七节 深静脉血栓护理常规

深静脉血栓(deep venous thrombosis, DVT)是指血液在深静脉内不正常的凝结、阻塞静脉腔,导致静脉回流障碍,如未予及时治疗,急性期可并发肺栓塞(致死性或非致死性),后期则因血栓形成后综合征,影响生活和工作能力。全身主干静脉均可发病,以下肢静脉多见。近年来,随着腔内介入技术水平的不断提高,DVT 的治疗方法有了新的进展,可以通过腔内技术进行置管溶栓、球囊扩张、支架成形术来治疗此类患者。

一、术前护理常规

1. 执行外科术前护理常规。

2. 急性发作者绝对卧床休息,防止栓子脱落引起肺栓塞。

3. 患肢观察

(1)抬高患肢,患肢宜高于心脏水平 20~30cm,以促进血液回流,防止静脉淤血。宜用体位垫抬高患肢。

（2）评估患肢肿胀程度，每日固定位置测量双腿周径并准确记录。

4. 卧床时，鼓励患者做足踝部活动，禁止按摩患肢。

5. 使用抗凝药物期间，定期监测凝血功能，注意观察有无出血倾向，如穿刺点渗血、牙龈出血、鼻出血、血尿、黑便等，发现异常立即通知医生，给予相应处理。

6. 观察患者是否有肺栓塞主诉，如憋气等。

7. 加强生活护理，注意患者安全。

二、术后护理常规

1. 执行外科术后护理常规。

2. 执行全身麻醉后护理常规。

3. 执行术后疼痛护理常规。

4. 体位 卧床时抬高患肢，鼓励患者尽早活动，以免再次血栓形成。

5. 使用抗凝或溶栓药物 观察同术前护理常规常规。

6. 行下腔静脉滤器置入术后无须绝对卧床，可如厕、短时间行走。

7. 并发症的观察与护理

（1）出血：抗凝治疗期间，定时复测凝血功能，特别是出凝血时间或凝血酶原时间，判断有无出血倾向。

（2）肺动脉栓塞：注意观察患者有无胸痛、呼吸困难、血压下降、咯血、低氧血症等；严重者发病急骤，可迅速处于晕厥状态，出现寒战、出汗、苍白或发绀，血压明显下降等，提示可能发生肺动脉栓塞。立即嘱患者平卧、避免做深呼吸、咳嗽、剧烈翻动，同时给予高浓度氧气吸入，并报告医生，进行溶栓治疗及抢救。对已有肺栓塞发生史、血栓头端延伸至下腔静脉或置管操作可能造成血栓脱落者，应考虑放置永久性或临时性下腔静脉滤器，防止肺栓塞的发生。

8. 健康指导

（1）饮食清淡，进低脂、多纤维的饮食，缓解血液高凝状态，保持大便通畅，避免因排便困难造成腹内压增高，影响下肢静脉血液回流。

（2）遵医嘱服用抗凝药物，定期检测凝血功能，观察有无出血倾向，必要时及时就诊。

（3）指导患者戒烟。

（魏 力 王维维）

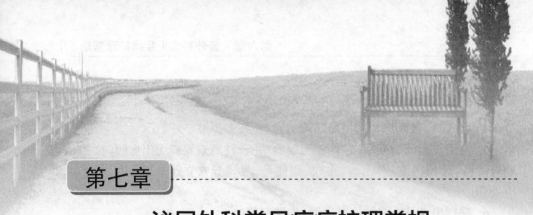

第七章

泌尿外科常见疾病护理常规

- -

第一节　肾损伤护理常规

在泌尿系统损伤中,肾损伤发病率位居第二。直接外力或者间接外力可导致肾脏闭合性损伤,刀、枪等利器会造成肾脏开放性损伤。体外冲击波碎石、经皮肾镜等会造成医源性肾损伤。肾肿瘤、肾积水等会造成肾脏自发性破裂。肾损伤大多为闭合性,血尿是肾损伤的主要症状之一,发生出血和尿液外渗,可激发感染,休克或腹膜炎,有的还合并腹腔脏器的损伤。辅助检查主要采用 B 超及 CT、静脉肾盂造影、动脉造影、腹部 X 线拍片、血常规及尿常规等。如为单纯的肾损伤根据情况可行非手术治疗法及手术治疗方法。如非手术疗法未能纠正休克,感染而继发大出血,合并腹腔内脏器损伤均应及时手术治疗。手术疗法包括肾部分切除术、肾全切除术、肾修补缝合术等。

一、术前护理常规

1. 执行外科术前护理常规。

2. 病情观察　评估有无开放性损伤,腹痛或腰痛的性质、部位、程度,了解肾周出血、渗尿情况,指导患者正确描述不适症状。动态观察生命体征、意识状态,如有面色苍白、血压下降、脉搏细速、四肢厥冷等休克表现,立即报告医生,根据医嘱迅速进行对症抢救措施。

3. 严密观察患者尿液的颜色、性质及尿量的变化。

4. 体位　绝对卧床,复合伤患者同时实施相应疾病的护理措施。

5. 饮食　原因待查期间应禁食水,并给予静脉补液治疗。

6. 心理护理　了解患者外伤病史,给予个体化的护理指导。与患者沟通肾损伤后注意事项及治疗方式,提高患者认知度,缓解紧张及恐惧,使患者达到最佳配合状态。

66

二、术后护理常规

1. 执行外科术后护理常规。

2. 执行全身麻醉后护理常规。

3. 执行术后疼痛护理常规。

4. 病情观察　实施心电监护，严密监测生命体征，尤其关注血压变化。了解术中肾切除的部位、体积、术中出血情况、其他脏器损伤情况、引流管留置数量及位置。

5. 引流管护理　妥善固定，准确记录引流液颜色、性质、量。特别关注尿管是否通畅，有效固定，预防逆行感染，拔管后观察患者自行排尿情况，并指导患者使用排尿记录。

6. 卧床休息　肾部分切除术后酌情卧床 1~2 周。

7. 并发症的观察与护理

（1）继发性出血：加强病情观察，发现患者出现血压进行性下降、心率快、出冷汗、引流管 1 小时内引流出 100ml 以上或者 24 小时内引流出 500ml 以上新鲜血液，可提示为继发性出血。应迅速静脉补液补血，做好二次手术准备。

（2）尿外渗：患者出现高热、寒战、腹部胀痛等腹膜刺激征，可提示尿外渗的可能。应给予半坐位充分引流，给予抗生素治疗，必要时行手术治疗。

（3）感染：严格无菌技术操作，保持切口敷料干燥洁净，保持各引流管引流通畅。若患者体温升高、切口疼痛伴白细胞升高，尿常规有白细胞，多提示有感染，应及时通知医生并协助处理。

8. 健康指导

（1）注意保护肾区，避免撞击、挤压。

（2）患者出院后 3 个月内不宜从事体力劳动或剧烈运动。

（3）避免使用对肾功能有损害的药物。

（4）术后 1 个月复查 B 超了解肾脏形态和功能。

（程　茹）

第二节　尿道损伤护理常规

尿道损伤（urethral injuries，urethral trauma）分为开放性损伤和闭合性损伤两类。开放性损伤多因为弹片、锐器伤所致，常伴有阴囊、阴道或会阴部贯通伤。闭合性损伤多为挫伤、撕裂伤或腔内器械直接损伤。尿道损伤多见于男性。男性尿道以尿生殖膈为界，分为前、后两段。前尿道包括球部和阴囊部，后尿道包括前列腺部和膜部。前尿道损伤多发在球部，如骑跨伤；后尿道损伤多发生在膜部,骨盆骨折时常合并后尿道损伤。尿道损伤的患者会出现排尿时疼痛、尿道外口出血、排尿困难或尿潴留、尿外渗等临床体征及表现,后尿道断裂或合并其他内脏损伤者,常发生休克。闭合性前尿道损伤患者可采用膀胱镜下留置尿管,如留置尿管失败,可行耻骨上膀胱造瘘术。开放性前尿道损伤患者需进行急诊的手术清创和探查。后尿道损伤不严重者可试行插导尿管,也可选择行耻骨上膀胱造瘘术,或者在开放性手术的同时可以进行尿道会师术。尿道损伤若不及时处理或处理不当,极易产生尿道狭窄、尿失禁等并发症。

一、术前护理常规

1. 执行外科术前护理常规。

2. 术前辅助检查　协助医生完成专科实验室检查及尿道造影检查。准确完善的辅助检查有利于疾病的诊断。

3. 心理护理　尿道损伤患者由于血尿、尿道口滴血、排尿困难以致紧张。主动关心患者和家属,耐心做好解释工作,帮助了解疾病的治疗方法,解除思想顾虑。

4. 病情观察

(1)密切观察生命体征,严密监测患者意识、尿量、腹痛、腹胀的变化,并详细记录。

(2)解除急性尿潴留:评估患者排尿障碍的程度,根据症状对症处理。对尿道损伤者应先试插尿管排尿,并保留尿管 3~4 周;如无法插入尿管应行耻骨上膀胱穿刺造瘘术。注意观察尿液的颜色、性状和尿量的变化。

(3)尿道损伤伴休克时,迅速建立静脉通道、行交叉配血、止痛、纠正休克、维持电解质平衡及有效的血容量。合并骨盆骨折者应执行骨盆骨折护理常规,加强基础护理,并做好皮肤护理。

(4)药物护理:药物名称、剂量准确,动态评估药物效果和副作用,如抗生素、止血药、止痛药。

5. 若有手术指征者,在抗休克的同时,迅速完成各项术前准备。

二、术后护理常规

1. 执行外科术后护理常规。

2. 执行全身麻醉后护理常规。

3. 执行术后疼痛护理常规。

4. 管路护理

(1)无论是尿管还是膀胱造瘘管均应妥善固定,引流管一旦脱出禁忌直接插回,必须在无菌条件下重新置管。保持尿管和膀胱造瘘管引流通畅,血块凝集是引流管堵塞常见原因。

（2）密切观察引流液的颜色、性状和量,并做好准确记录。

（3）行尿道会师术后行尿管牵引时,需掌握牵引的角度和力度,牵引角度以尿管与体轴呈45°为宜,牵引力度0.5kg为宜;尿管宜固定在大腿内侧。

（4）保持手术切口敷料及造瘘口周围皮肤清洁干燥。

（5）尿道会师术后一般保留尿管4~6周,创伤严重者可适当延长留置时间。

5. 饮食　术后禁食,待肛门排气后进流质饮食,逐渐过渡到普食。多饮水,保持尿量 > 2000ml/24h,起到内冲洗的作用。

6. 预防感染　观察体温,了解血、尿白细胞计数的变化,及时发现感染征象;保持手术切口清洁、干燥;加强损伤局部的护理,严格无菌操作;根据医嘱使用抗生素,预防感染的发生。

7. 并发症的观察与护理

（1）切口感染:注意观察切口疼痛及体温变化,若术后早期局部疼痛逐日加重、切口肿胀发红、体温持续升高不降,提示切口感染,对症处理。

（2）吻合口出血:患者进食后给予缓泻药,保持大便通畅,避免患者因排便用力引起吻合口出血。

（3）尿道狭窄:尿道经过缝合,瘢痕收缩易产生尿道狭窄,观察患者排尿时的尿流情况,如发现排尿不畅,尿流变细,提示尿道可能发生狭窄,应行尿道扩张术。

（4）尿失禁:保持患者会阴部清洁干燥,避免失禁性皮炎的发生。

8. 健康指导

（1）指导患者多饮水,增加尿量,防止泌尿系感染。

（2）讲解留置尿管及膀胱造瘘管的意义及注意事项,对长期带管患者,教会自我护理的方法。

（程　蕊）

第三节　良性前列腺增生护理常规

良性前列腺增生症(benign prostatic hyperplasia, BPH),是引起中老年男性排尿障碍最为常见的一种良性疾病。病因尚未完全明确,公认老龄和有功能的睾丸是发病基础,随着能力增长出现的睾酮、双氢睾酮以及雌激素水平的改变和失去平衡是该病的重要因素。刺激和梗阻为BPH两大主要症状。刺激症状多表现尿频及夜尿增多等;梗阻症状多表现为进行性排尿困难、尿滴沥、尿不尽、尿等待、尿潴留等。临床表现取决于梗阻程度、病变速度以及是否合并感染和结石，而不在于前列腺本身的增生程度。临床上通过国际前列腺症状评分和生活质量指数对 BPH 症状进行数量化评估，并用来作为治疗方法与效果的评判依据。手术治疗经尿道前列腺电切术（Transurethral resection of the prostate，TURP）是 BPH 治疗的"金标准"。

一、术前护理常规

1. 执行外科术前护理常规。
2. 评估患者排尿情况　尿频，要注意会阴部皮肤的保护；夜尿多，应减少睡前饮水量，使用夜灯等照明用具避免跌倒；血尿，应适当增加饮水量；尿潴留患者及时导尿，避免膀胱输尿管反流引起肾积水及肾功能损害。
3. 术前辅助检查　必要时做尿流动力学检查，了解患者膀胱逼尿肌收缩情况及梗阻程度；通过血清 PSA 检查与前列腺癌相鉴别。
4. 心理护理　由于长期的排尿异常的困扰，患者迫切要求手术解除痛苦、提高生活质量，同时担心手术并发症及预后。积极与患者做好沟通，安抚紧张情绪，消除顾虑和恐惧，使患者保持良好状态。
5. 其他　戒烟酒、忌辛辣刺激性食物，进行排尿相关功能锻炼。

二、术后护理常规

1. 执行外科术后护理常规。
2. 执行麻醉后护理常规。
3. 执行术后疼痛护理常规。
4. 管路护理
（1）有效固定三腔大气囊导尿管及膀胱造瘘管，变换体位/活动时做好保护，避免硬性牵拉导致导管脱落及术区出血。导尿管宜固定于大腿内侧，角度适宜，防止尿道粘膜压力性损伤或意外脱管。
（2）保持膀胱持续冲洗通畅。尿液引流装置连接中间直径较大的腔道。若血块堵塞造成引流不畅，应及时作高压冲洗抽吸血块。根据冲出液颜色调节冲洗速度，若短时间内颜色加重有大出血迹象及时报告医生。准确记录出入量。
（3）清洁尿道口分泌物及导尿管污渍/血渍，2次/24h 给予会阴护理，保持会阴部及膀胱造瘘口周围皮肤清洁干燥。
5. 膀胱痉挛护理　部分 TURP 术后患者因多种因素影响，可出现下腹痉挛剧痛、强烈尿意、冲洗液反流、尿道口溢尿等膀胱痉挛症状。应保持引流通畅、适当调节导尿管位置、气囊大小、冲洗速度及冲洗液温度。遵医嘱给予对症药物处理。同时安慰患者,缓解其紧张情绪。

6. 并发症的观察与护理

(1)TUR综合征:患者因术中大量冲洗液被吸收可致血容量急剧增加,出现稀释性低钠血症,可在几小时内出现烦躁、恶心、呕吐、抽搐、昏迷,严重者出现肺水肿、脑水肿、心衰等TUR综合征。应严密观察病情变化,准确记录膀胱冲洗液出入量,详细记录护理单,及时遵照医嘱给予利尿脱水治疗,减慢输液速度。

(2)出血:指导患者术后逐渐活动;避免增加腹内压的因素,禁止灌肠和肛管排气以防止造成前列腺窝出血。

(3)尿频、尿失禁:为拔管后可能出现的现象。术后2~3d嘱患者练习收缩腹肌、臀肌及肛门括约肌。一般术后1~2周可缓解。

(4)尿道狭窄:患者术后因为破损尿道粘膜粘连,出现尿流变细、尿流中断、射程变短。应定期扩张尿道,必要时手术行尿道狭窄段冷刀切开术。

7. 健康指导

(1)避免过度活动,以防止前列腺窝继发出血,主要包括以下方面:①术后1~2个月内避免体育运动和剧烈活动,如跑步、骑自行车等。3个月后逐渐增加活动量;②术后1个月内禁止性生活;③术后3个月内忌烟酒及辛辣食物;④多食新鲜水果及蔬菜或服用缓泻剂,以保持大便松软通畅。

(2)预防感染、促进体质恢复。①多饮水,日饮水量＞2000ml,避免感染、结石的发生;②注意休息,劳逸结合,保证睡眠充足。③增加营养摄入,增强机体抵抗力。④洗澡时用淋浴,不用盆浴。

(3)随访须知:①术后会有轻度尿失禁,一般14~30日左右可以自行恢复,不需要特殊处理。个别患者尿失禁持续时间比较长,可以进行提肛练习,锻炼尿道括约肌功能,一般在半年至一年以后可恢复正常。②如出现排尿困难逐渐加重、肉眼血尿、睾丸肿痛、尿痛伴高热等现象需及时就诊。③术后3个月需复查尿流率、膀胱镜、泌尿系统B超,评估手术效果。

(程　茹)

第四节　尿石症护理常规

尿路结石又称尿石症,是泌尿外科最常见疾病之一。身体的代谢异常、尿路的梗阻、感染、异物和药物的使用是结石形成的常见病因。按尿结石所在的部位基本分为上尿路结石、下尿路结石。上尿路结石是指肾和输尿管结石;下尿路结石包括膀胱结石和尿道结石。尿石症主要临床表现

1. 上尿路结石 疼痛（上腹和腰部钝痛、肾绞痛），血尿，严重肾积水，肾积脓。

2. 膀胱结石 膀胱刺激症状、排尿突然中断并感疼痛，常有终末血尿。

3. 尿道结石 排尿困难，点滴状排尿，尿痛。

一、术前护理常规

1. 执行外科术前护理常规。

2. 术前辅助检查 协助做好 KUB+IVP 和腹部平片（KUB）检查，输尿管结石患者术前拍定位片。

3. 病情观察

（1）注意观察患者疼痛部位、性质，肾绞痛发作的患者遵医嘱给予解痉镇痛药物，并观察疼痛缓解情况。

（2）观察患者排尿情况，有无急性尿闭的发生或有无结石排出。

（3）结石合并感染者，观察患者体温变化。根据细菌培养及药物敏感试验结果，遵医嘱应用抗生素，控制感染，并注意观察患者排尿次数及用药后疗效。

4. 经皮肾镜碎石取石（percutaneous nephrolithotomy，PCNL）术

（1）术前应检查患者手术穿刺部位皮肤有无红肿、破溃。指导患者练习俯卧位，从俯卧位 15~30 分钟开始，逐渐延长，使时间延长至所需时间，以提高患者术中体位的耐受性。

（2）术前评估患者服药史，若近期服用阿司匹林、华法林等抗凝药物，应嘱患者停药，复查凝血功能，化验结果正常后再行手术。

二、术后护理常规

1. 执行外科术后护理常规。

2. 执行麻醉后护理常规。

3. 执行术后疼痛护理常规。

4. 体位 经皮肾镜碎石取石术（PCNL 术）术后需卧床休息 3~5 日。肾实质切开取石患者绝对卧床 2 周。

5. 管路护理

（1）肾造瘘管护理：妥善固定导管，保持引流管通畅，观察引流液的颜色、性质和量，肾造瘘管应低于肾造瘘口。若发现肾造瘘管堵塞，挤捏无效时，可协助医生在无菌操作下作造瘘管冲洗，操作过程避免用力过大造成肾损伤。若有结石排出，应及时准确记录结石的体积和数量。肾造瘘管引流一般 3~5 日后转清亮，体温正常即可拔管。

（2）双 J 管护理：术后患者尽早取半卧位，多饮水，勤排尿，避免剧烈活动、过度弯腰、突然下蹲动作，以防引起双 J 管滑脱或移位。

6. 饮食护理：患者胃肠功能恢复后，可进食流质，逐步半流质、普食。多饮水，使尿量 ≥ 2500ml/24h，促进结石残渣排出。拔除肾造瘘管 3~4 日内，督促患者每 2~4 小时排尿一次。

7. 并发症的观察与护理

（1）出血：观察切口情况及引流管的量、色、质变化。PCNL 术后夹闭肾造瘘管，根据医嘱开放，并观察肾造瘘管引流液颜色。

（2）感染：观察体温变化，指导患者多饮水；保持导尿管及造瘘管的通畅。

（3）腹膜炎：肾、输尿管微创手术患者注意观察腹部有无胀痛症状，警惕尿漏导致腹膜炎的发生。若切口渗液和引流液为淡黄色且逐渐增加，提示有漏尿发生，应及时通知医生处理。

（4）胸腔损伤：PCNL 术后患者若出现胸痛、呼吸困难、紫绀，应及时报告医生，给予吸氧、胸腔闭式引流等治疗。

8. 健康指导

（1）大量饮水，保持每日尿量在 2000ml 以上，预防尿石症。

（2）饮食指导：根据结石分析结果进行饮食指导。含钙结石患者适当减少奶制品、豆制品、坚果等食入；含草酸盐结石患者应限制饮浓茶、吃菠菜、花生等食物；含尿酸结石患者不宜食动物内脏，饮啤酒等。

（3）定期检查：定期进行尿液化验、X 线、B 超、检查观察有无复发，残余结石情况。若出现腰痛、血尿等症状及时就诊。

（4）术中留置双 J 管于术后 4~6 周在膀胱镜下拔除。

（程 蕊）

第五节 原发性醛固酮增多症护理常规

原发性醛固酮增多症（primary hyperaldosteronism, PHA）简称原醛症，是指肾上腺分泌过量的醛固酮激素，引起以高血压、低血钾、低血浆肾素活性（plasma rennin activity, PRA）和碱中毒为主要表现的临床综合征。由于高血压和低血钾伴碱中毒，患者可有如下症状：头痛、肌肉无力和抽搐、乏力、暂时性麻痹、肢体容易麻木、针刺感等；口渴、多尿，夜尿增多。原发性醛固酮增多症的病因不明，可能与遗传有关。根据分泌醛固酮的病因或病理改变，将 PHA 分为以下几种：①特发性醛固酮增多症（idiopathic hyperaldosteronism, IHA）；②醛固酮腺瘤（aldosterone-producing adenomas, APA）；③单侧肾上腺增生(unilateral adrenal hyperplasia, UNAH);④分泌醛固酮的腺癌(pure aldosterneproducing adrenocortical carcinoma, ACC);⑤家族性醛固酮增多症(familiay hyperaldosteronism, FH);⑥异位分泌醛固酮的肿瘤。醛固酮腺瘤、单侧肾上腺增生、分泌醛固酮的腺癌或异位肿瘤推荐手术治疗。随着腹腔镜技术的发展及完善,利用腹腔镜对诊断明确的患者行肿瘤及肾上腺摘除,收到良好效果。

一、术前护理常规

1. 执行外科术前护理常规。

2. 病情观察 高血压患者,每日测量血压 2 次,应用降压药;指导患者进食低钠高钾饮食,严重低血钾患者,给予口服或静脉补钾。

3. 预防跌倒 低钾性软瘫、降压治疗期间可引起体位性低血压,需要加强防护,做好活动指导,预防跌倒。

二、术后护理常规

1. 执行外科术后护理常规。

2. 执行全身麻醉后护理常规。

3. 执行术后疼痛护理常规。

4. 病情观察 严密监测血压、心率、尿量、血生化检查的结果,注意观察有无肾上腺危象的发生。补充液体,观察引流液的性状和量,并保持引流通畅。

5. 饮食 术后最初几周推荐钠盐丰富的饮食。

6. 并发症的观察与护理

(1)肾上腺皮质危象:患者出现心悸、大汗淋漓、血压迅速下降等现象,立即通知医生,并建立静脉通道,快速输液,配合抢救。术后常规每日给予氢化可的松静脉滴注及静脉输注 5% 葡萄糖氯化钠注射液,可预防肾上腺皮质危象的发生。

(2)高碳酸血症:表现为呼吸深而慢,可予以持续低流量吸氧,使肺内充分换气,从而促进 CO_2 从肺内排出。

(3)出血:密切观察腹部体征及引流液的颜色、量及性质。观察有无腹腔内出血。术后如出现腹部阳性体征、引流液鲜红并短时间内量明显增加,同时伴有心率快,血压下降等,提示有活动性出血的存在,应及时与医生联系。

7. 健康指导

(1)指导患者进食低钠高钾饮食,讲解口服钾离子药物的注意事项,尽量减少对胃肠道的刺激。

(2)指导患者正确测量血压方法,若术后血压未降至正常水平,应在医生指导下正确服用降压药。

（3）注意个人卫生，适当锻炼，合理饮食。

（4）定期复查肾上腺皮质功能、血压及电解质、肾素活性及醛固酮的变化。

（程　蕊）

第六节　肾盂输尿管连接部梗阻护理常规

肾盂输尿管连接部梗阻（ureteropevie junction obstruction，UPJO）定义为由于各种先天性因素导致肾盂内尿液向输尿管排泄受阻，或者外在因素如迷走血管、纤维束带对肾盂输尿管连接部的压迫造成梗阻，使肾盂蠕动波无法通过，伴随肾集合系统扩张并继发肾损害的一类疾病。是泌尿系畸形中较常见的一种，男性多于女性，左侧多于右侧。约50%患者在5岁前被诊断。外科手术的目的是为了解除肾盂出口梗阻，从而最大限度的恢复肾功能和维持肾脏的生长发育。肾盂成形术被认为是治疗UPJO的"金标准"。腔内肾盂切开术是UPJO手术治疗的一线治疗方式。

一、术前护理常规

1. 执行外科术前护理常规。

2. 术前辅助检查　利尿性肾图可以区分功能性排泄缓慢与器质性梗阻，以鉴别梗阻性质。做肾图检查前鼓励患者多饮水。

3. 病情观察　重点观察患者腰痛的特点、部位、程度、性质、疼痛持续的时间以及尿液的颜色及尿量。

4. 并发症的观察与护理

（1）肾积水：患者可出现患侧腰痛，大量饮水后会造成肾盂突然扩张出现疼痛增加。应指导患者少量多次饮水。

（2）肾损伤：扩张的肾盂受到外力的压迫造成破裂损伤，可表现为急腹症。严密观察生命体征，禁食水，绝对卧床，建立静脉通道，做好腹腔穿刺及手术的准备。

（3）高血压：扩张的集合系统压迫肾内血管导致肾脏缺血，反射性引起肾素分泌增加，引起高血压。按时监测血压，观察用药后反应，做好安全防护避免跌倒。

二、术后护理常规

1. 执行外科术后护理常规。

2. 执行全身麻醉后护理常规。

3. 执行术后疼痛护理常规。

4. 病情观察　动态监测生命体征变化。评估术区疼痛性质、部位、程度等,对症处理。

5. 管路护理　术后患者体内留置导尿管、输尿管支架管(双"J"管)及肾周引流管。准确记录尿管及肾周引流管的引流液颜色、量、性质。测量并记录各导管引出体外的长度,妥善固定,并避免牵拉、挤压、扭动。保持各导管的有效引流。一般不做常规冲洗,如因血块阻塞等原因必须冲洗时,要掌握无菌、低压、缓慢、少量的原则。

6. 饮食　待胃肠功能恢复、无腹胀症状可给流食,如无不适渐改半流食,排气后即可酌情进食普食。但1周内忌牛奶或豆制品,以免腹胀。

7. 活动　术后6h给予半卧位,利于患侧引流。术后第2日可适度进行床旁活动。

8. 并发症的观察与护理

(1)感染:最常见的术后并发症。体温>38.5℃临床表现包括切口感染可出现红、肿、热、痛及延迟愈合等;咳嗽咳痰等肺部感染症状;以尿路刺激症状、尿道溢出脓性分泌物、尿常规检查有白细胞为主要症状的导尿管相关性感染。处理原则:①物理或药物降温;②合理使用抗生素;③充分引流;④雾化吸入、拍背促进痰液咳出;⑤适量多饮水,保持每日尿量>2500ml。

(2)出血:表现为引流液成血性,2h>100ml或24h>500ml,血压下降、脉搏加快,可有腹痛、腹胀等症状,严重者可出现失血性休克。一旦发生出血表现,应立即输血补液,严密监测生命体征。保守治疗无效应紧急再次手术止血。

(3)尿瘘:表现为术后早期肾周引流液急剧增加,颜色为淡血性液,2~3日后仍然有黄色引流液流出,输尿管支架管拔出后,腰部出现持续疼痛不适。应保持各导管引流通畅,在无菌操作下再次行输尿管插管。

9. 健康指导

(1)保持良好的饮食、卫生及生活习惯。

(2)体内留置输尿管支架管的患者,应避免剧烈运动,如发现腰部胀痛、发热、血尿等应及时就诊。一般情况下,在术后4~6周在膀胱镜下拔管。

(3)按时复诊:1个月后复查B超及肾图;之后3个月、6个月、12个月各复查一次;再每年复查一次。

(4)该疾病即使复发也有可能无症状,因此要按时复查。

(5)自我监测:发生腰痛或不适时及时就诊。

(程　茹)

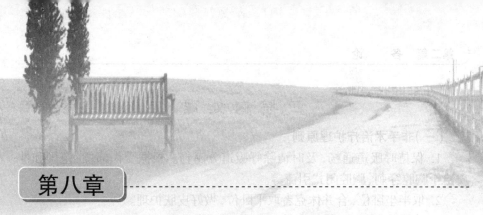

第八章

胸外科常见疾病护理常规

第一节　胸部损伤护理常规

胸部损伤时,根据胸膜腔是否与外界相通,将其分为闭合性损伤和开放性损伤。闭合性损伤多由于暴力挤压、冲撞或钝器打击胸部所致,轻者只有胸壁软组织挫伤或(和)单纯肋骨骨折;重者多伴有胸腔内脏器或血管损伤,导致气胸、血胸或多根肋骨多处骨折,甚至还造成心脏损伤而产生心包腔内出血。开放性损伤多为锐器伤,严重者可造成胸腔内脏器或血管的损伤,继而发生气胸、血胸,甚至因呼吸和循环功能衰竭而死亡。

一、院前急救处理

1. 做好全面评估,对多发肋骨骨折者,应协助医生进行胸部绷带加压固定,以制止局部的反常呼吸运动。

2. 连枷胸患者,应协助医生采用体外牵引固定或手术内固定,有大面积胸壁软化的连枷胸伴呼吸困难者,给予呼吸机辅助呼吸。

3. 开放性气胸患者,立刻用敷料敷盖创口并包扎固定;张力性气胸患者,应迅速行胸腔排气减压或胸腔引流。注意观察腹部和其他体征,警惕复合伤和多发伤的发生。

4. 迅速建立静脉输液通路,补充血容量;给予氧气吸入,氧流量控制在2~5L/min。

5. 胸膜腔有活动性出血者应及时报告医生,迅速查明原因,必要时迅速做好剖胸止血的术前准备工作。

二、院 内 处 理

(一)非手术治疗护理原则

1. 保持呼吸道通畅,及时清除呼吸道分泌物。根据受伤部位、范围和性质给予胸腔穿刺、胸腔闭式引流等。

2. 取半坐卧位,合并休克者取平卧位,做好皮肤护理。

3. 建立静脉通路,维持有效血容量,防治休克。

4. 对因疼痛影响呼吸、咳嗽的患者,可使用药物镇静、镇痛。

5. 遵医嘱使用抗生素,预防感染。

(二)手术治疗

主要为剖胸探查术,适用于心脏大血管损伤、胸腔内进行性出血、严重肺裂伤,或气管、支气管损伤,以及食管破裂、胸壁大块缺损、胸内存留较大的异物者。

1. 术前护理常规

(1)执行外科术前护理常规。

(2)病情观察:密切观察生命体征、意识,观察有无呼吸困难,判断有无活动性出血。评估受伤部位及性质,有无开放性伤口、肋骨骨折、反常呼吸、气管有无偏移等。

(3)对疑有空腔器官损伤者应行胃肠减压,并做好口腔护理,观察记录引流情况。

(4)损伤情况未明者禁用镇痛药,明确诊断后可遵医嘱给予镇痛药。

(5)禁食、禁饮、禁灌肠。

(6)了解患者有无恐惧或焦虑,以及患者家属对损伤及预后的认知,做好心理护理。

2. 术后护理常规

(1)执行外科术后护理常规。

(2)执行全麻后护理常规。

(3)执行术后疼痛护理常规。

(4)病情观察:严密监测生命体征变化,观察切口渗血渗液情况。准确记录出入量,维持有效循环血量,必要时在有效止血后可建立2~3条静脉通道。

(5)呼吸道管理:协助患者咳嗽咳痰,气管插管或气管切开呼吸机辅助呼吸的患者做好气道湿化、吸痰及保持管路通畅。

(6)执行胸腔闭式引流护理常规。

(7)并发症的观察与护理

1)内出血:密切观察引流液的颜色、性质、量;敷料是否清洁干燥;胸腹疼痛性质及持续时间；患者有无面色苍白、肢端发凉、脉搏细速等表现。

2）挤压综合征：受重物长时间挤压的肢体在压力解除后出现肢体肿胀、压痛、24 小时内出现茶褐色尿或血尿等改变时，提示为挤压综合征，应及时报告医生进行处理。

（三）健康指导

1. 患者注意安全，防止意外事故的发生。

2. 嘱患者出院后应继续坚持腹式呼吸和有效咳嗽。

3. 加强功能性锻炼。在恢复期间胸部仍有轻微疼痛，活动时疼痛可能会加重，应逐步增加活动量，在恢复期内不要进行剧烈运动。

4. 根据损伤程度注意合理休息和营养素的摄入。

5. 定期复查，如出现不适随时就诊。

（法天锷）

第二节　自发性气胸护理常规

自发性气胸可分为原发性气胸和继发性气胸。原发性气胸是由于肺大疱破裂，肺内的气体进入胸膜腔而形成，多见于青壮年，体形瘦高，男性多见，右侧多于左侧。继发性气胸则是由于肺泡壁进行性破坏所致，如慢性支气管炎、肺气肿、肺结核、肺癌等。临床表现为突发的剧烈胸痛、呼吸困难、刺激性干咳、口唇发绀。自发性气胸的外科手术包括切除破裂的肺大疱以及肺大疱的基础病变等。还可采用胸腔镜治疗，此手术对患者创伤小，手术成功率高，术后恢复快。

一、术前护理常规

1. 执行外科术前护理常规。

2. 病情观察　观察患者胸痛、咳嗽、呼吸困难的程度，必要时给予吸氧。动态观察生命体征，呼吸频率、节律、幅度变化，触诊有无气管移位、皮下气肿等。

3. 戒烟，加强呼吸道管理，必要时雾化吸入利于痰液咳出，保持呼吸道通畅。

4. 皮下气肿　评估皮下气肿的范围及转归，少量皮下气肿可自行吸收，无需特殊处理；出现胸闷、呼吸困难时应加大氧流量，并及时通知医生。

二、术后护理常规

1. 执行外科术后护理常规。

2. 执行全身麻醉后护理常规。

79

3. 执行术后疼痛护理常规。

4. 执行胸腔闭式引流护理常规,观察切口情况并注意有无皮下气肿。

5. 给予半卧位,避免用力及深呼吸。

6. 补充营养,给予高蛋白,适量进粗纤维饮食。

7. 加强肺功能锻炼,如吹气球,促进肺复张。

8. 并发症的观察与护理

(1)肺不张:持续低负压吸引,采取吹气球或呼吸训练器的方法增强肺泡张力,促进肺扩张。

(2)血气胸:观察生命体征变化,心电监护、血氧饱和度监测及患者意识情况。保持胸腔引流管通畅,严密观察引流液的量和颜色、性质等情况。及时发现活动性出血的征象。

9. 健康指导

(1)多进高蛋白饮食,不挑食,不偏食,适当进粗纤维素饮食。

(2)气胸痊愈后,1个月内避免剧烈活动,避免抬举重物,避免屏气。

(3)保持大便通畅,2日以上未解大便可给予开塞露助便治疗。

(4)预防上呼吸道感染,避免剧烈咳嗽。

(5)一旦出现胸痛、呼吸困难立即就诊。

(法天锷)

第三节 脓胸护理常规

脓胸是指脓性渗出液聚积于胸膜腔内的化脓性感染,其可分为急性脓胸和慢性脓胸。急性脓胸多为继发性感染,以肺部为最主要的原发灶。一般急性脓胸病程超过3个月,脓腔壁硬厚,脓腔容量固定不变者,即为慢性脓胸。急性脓胸常伴有高热、呼吸急促、脉速、胸痛、食欲缺乏及全身乏力等症状。其处理原则为控制感染、排出脓液、消除病因和全身支持治疗。慢性脓胸常有慢性全身中毒症状,表现为长期低热、消瘦、低蛋白血症、食欲缺乏、贫血等。手术治疗包括胸廓成形术、胸膜纤维板剥除术、胸膜肺切除术。

一、术前护理常规

1. 执行外科术前护理常规。

2. 病情观察 观察患者有无呼吸急促、胸痛;有无发热、发绀、全身乏力、食欲缺乏;观察排出痰的量、颜色、性状。

3. 体位 取半坐卧位,利于呼吸和引流;支气管胸膜瘘者取患侧卧位。

4. 全身支持治疗 嘱患者多进食高蛋白、高热量、维生素丰富的食物,注意补充电解质。病情危重者少量多次输入新鲜血或血浆,纠正贫血,增加抵抗力。

5. 改善呼吸功能　遵医嘱给予氧气吸入。痰液多者,协助患者进行有效排痰或体位引流,并遵医嘱给予止咳化痰、抗生素抗感染治疗。

6. 协助医生治疗　急性脓胸者每日或隔日一次行胸腔穿刺抽脓,抽脓后给予抗生素。脓液多时,分次抽吸,每次抽吸量小于1000ml,抽吸过程中密切观察患者有无不良反应。脓液稠厚者、治疗后脓液未减少者、伴有气管/食管瘘者、腐败性脓胸者,应行胸腔闭式引流术。执行胸腔闭式引流护理常规。

二、术后护理常规

1. 执行外科术后护理常规。

2. 执行全身麻醉后护理常规。

3. 执行术后疼痛护理常规。

4. 控制反常呼吸　胸廓成形术后患者取术侧向下卧位,用厚棉垫、胸带加压包扎,根据肋骨切除范围,在胸廓下垫一硬枕或用1~3kg沙袋压迫,从而控制反常呼吸。经常检查包扎松紧是否适宜,并随时进行调整。

5. 呼吸功能训练　教患者吹气球或用深呼吸功能训练器等方法进行呼吸功能训练,使患者能有效咳嗽、排痰,促进肺膨胀。

6. 引流管护理　保持引流管通畅,严密观察患者生命体征及引流液的量、颜色和性状,妥善固定引流管,防止其受压、打折、扭曲、堵塞、滑脱。

(1)急性脓胸:患者若能及时排出脓液,肺逐渐膨胀,一般可治愈。胸腔闭式引流置管位置通常选择脓液积聚的最低位,引流脓液的管子较引流气体的管子质地硬,管径为1.5~2cm,不易打折扭曲和堵塞,以利于引流。

(2)慢性脓胸:除引流管不能过细外,引流位置适当,勿插入过深;若脓腔缩小,纵隔固定,可将胸腔闭式引流改为开放式引流,注意引流口周围皮肤保护,可使用皮肤保护膜或开放式造口袋,防止皮炎的发生。

7. 降温　高热患者嘱其多饮水,可给予物理降温,如冰敷、擦浴等,必要时遵医嘱予以药物降温。

8. 康复锻炼　胸廓成形术后患者宜取直立姿势,坚持头部及上半身运动。

9. 并发症的观察与护理　胸膜纤维板剥脱术后易发生大量渗血,严密观察生命体征、引流液颜色、量、性状;若出现血压下降、心率增快、尿量减少等,立即通知医生给予止血处理,必要时协助医生准备再次开胸手术。

10. 健康指导

(1)注意保暖,防止感冒,防止肺部感染。

（2）加强营养,鼓励患者进食高蛋白、高维生素、易消化饮食。

（3）保证睡眠,劳逸结合。

（4）进行呼吸功能锻炼和散步、太极拳等有氧运动。

（5）遵医嘱按时服药,定期复查肺功能。

（法天锷）

第四节　支气管扩张护理常规

支气管扩张是指支气管壁的肌肉和弹性组织因炎症性破坏导致支气管慢性异常扩张的一种呼吸道疾病,多是由于支气管感染或阻塞所致。以大量脓痰、咯血、反复发作的呼吸道和肺部感染为主要症状,咯血可反复发生,病程久者可导致贫血、营养不良等发生。该病手术治疗可采取肺叶或肺段切除术,切除病变组织。

一、术前护理常规

1. 执行外科术前护理常规。

2. 病情观察　密切监测生命体征,记录咯血的量和颜色。

3. 保持呼吸道通畅　指导患者进行有效咳嗽、排痰。行体位引流,使病肺处于高位,引流支气管开口向下。给予超声雾化吸入,促进痰液排出。遵医嘱给予氧气吸入。

4. 控制感染　注意保暖,保持室内温度适宜、空气流通。遵医嘱给予抗生素治疗,尽可能将痰量控制在 50ml/24h 以下。

5. 止血和补充血容量　对大咯血患者应遵医嘱给予止血药物,保持静脉通路通畅,及时补充血容量。

6. 饮食　嘱患者进食高蛋白、高热量、高维生素饮食,避免进食生冷食物。

二、术后护理常规

1. 执行外科术后护理常规。

2. 执行麻醉后护理常规。

3. 执行术后疼痛护理常规。

4. 保持引流通畅　密切观察生命体征,保持胸腔闭式引流管通畅,详细记录引流液量、颜色和性状。若引流液为血性,持续超过 100ml/h,提示有活动性出血,应立即通知医生。

5. 保持呼吸道通畅　给予患者氧气吸入。协助患者变换体位,鼓励患者有效咳嗽、咳痰。遵医嘱给予超声雾化吸入，必要时给予吸痰。

6. 并发症的观察与护理

（1）窒息：患者出现焦虑、恐惧时应尽量帮助其恢复身心安静，保证充分休息，避免患者因咯血紧张而进一步加重出血，必要时遵医嘱给予镇静、镇咳。

（2）预防感染：遵医嘱给予抗生素，预防肺部及胸腔感染发生。

7. 健康指导

（1）讲解该疾病的相关知识，嘱患者出院后若症状加重及时就诊。

（2）加强锻炼，劳逸结合，合理作息，忌烟酒和辛辣食物。

（3）注意保暖，保持口腔卫生，坚持有效深呼吸，避免呼吸道感染。

（法天锷）

第五节　胸腺瘤护理常规

胸腺瘤为胸腺上皮细胞异常增生而形成肿瘤，病因尚不明确。其周围浸润生长的比率为 30%~60%。只要肿瘤出现浸润性生长，就应归为恶性肿瘤。常见症状有胸痛、胸闷、咳嗽及前胸部不适，大约 50% 胸腺瘤患者无明显临床症状。随着肿瘤增大或肿瘤的外侵，患者表现为局部压迫症状、全身反应及伴发疾病症状。重症肌无力是胸腺瘤患者最常见症状。30%~70% 患者伴有重症肌无力，而重症肌无力患者中有 10%~30% 合并有胸腺瘤。胸腺瘤一经诊断应进行外科手术切除治疗，无论良性或恶性胸腺瘤都应尽早切除。

一、术前护理常规

1. 执行外科术前护理常规。

2. 病情观察　密切观察患者有无眼睑下垂、复视、咀嚼无力、吞咽困难等眼肌及脊神经受累情况，如发现异常，立即通知医生及时处理。

3. 了解病史、既往用药史与治疗效果。

4. 吸烟患者术前两周绝对戒烟。

5. 呼吸功能训练　通过训练可改善通气、换气功能，提高肺的顺应性，减少或避免术后并发症的发生。

6. 饮食指导　进食高蛋白、高热量、高纤维素饮食，对吞咽困难、咀嚼无力、营养状况差的患者可给予半流质或流质，注意避免呛咳，以防吸入性肺炎发生。

7. 用药护理　为减轻肌无力症状，术前通常使用抗胆碱酯酶药，应用抗胆碱酯酶药物时，应按时、按量，切勿漏服或加服。密切观察用药后的不良反应,如出现流涎、腹痛、腹泻等症状,应立即通知医生采取有效措施。

8. 慎用镇痛药,忌用吗啡、氯丙嗪及巴比妥类药物。

9. 床边常规配急救车、新斯的明、气管切开包和人工呼吸机等备用。

二、术后护理常规

1. 执行外科术后护理常规。

2. 执行全身麻醉后护理常规。

3. 执行术后疼痛护理常规。

4. 病情观察 严密观察生命体征,特别是呼吸频率、深度,注意观察患者的眼睑下垂、咀嚼无力症状有无改善;准确记录24小时出入量。维持电解质平衡,及时纠正由于各种原因出现的电解质紊乱。

(1)协助患者有效咳嗽、排痰,预防肺部感染,床旁备好气管插管及气管切开等抢救设备。

(2)执行胸腔闭式引流护理常规。

5. 饮食指导 肌无力轻、食欲好的患者,指导进高蛋白、高热量、高维生素的软饮食。术后不能进食者应给予鼻饲,必要时给予肠外营养,以改善机体营养状况。

6. 早期下床活动,防止肺感染,促进肠蠕动,防止深静脉血栓及便秘发生。

7. 并发症的观察与护理

(1)重症肌无力危象:疾病恶化、感染、手术创伤或胆碱酯酶类药物用药不足或突然停药均可引起乙酰胆碱受体相对缺乏,出现重症肌无力危象,表现为全身无力、呼吸困难、咳嗽无力、缺氧、烦躁甚至呼吸衰竭。出现以上症状应立即在依酚氯铵(滕喜龙)实验指导下肌内注射新斯的明加阿托品(心率明显增快者不注射阿托品)。如呼吸功能仍不能恢复,且频繁发生重症肌无力现象,应及早行气管切开,迅速给予正压辅助呼吸,必要时可行大量激素冲击治疗。在进行激素冲击治疗时患者重症肌无力的症状可能暂时加重,应引起重视。密切观察患者病情变化,协助医生做好抢救与治疗。

(2)胆碱能危象:常因胆碱酯酶药物用量过大而引起,表现为瞳孔缩小、唾液、眼泪、呼吸道分泌物增加,肌肉颤动等毒蕈碱样反应,可通过滕喜龙实验与重症肌无力危象鉴别。此危象的处理应停用一切抗胆碱酯酶药物,静脉注射阿托品。加强症状观察,保持呼吸道通畅,及时清除呼吸道分泌物,做好药物护理。

(3)反拗危象:指应用大量抗胆碱酯酶药物或完全停用此类药物均不能缓解,患者呼吸肌麻痹逐渐加重。密切观察患者是否出现流涎、出汗、心率减慢、肌肉震颤等神经系统症状,备好抢救物品及人工呼吸机。

8. 健康指导

(1)术后早期下床活动,逐渐增加活动量,保证充分的睡眠,避免着凉,劳逸结合。

(2)出院后坚持按时服药,不可随意更改药物剂量与用法。

(3)如出现肌无力加剧、瞳孔缩小、出汗、腹痛、肌束震颤等肌无力危象,及时就诊。

(4)鼓励患者树立信心,提供相关健康知识讲座。

(5)术后定期门诊复查。

（法天锷）

第六节　贲门失弛缓症护理常规

贲门失弛缓症又称贲门痉挛、巨食管,是由于食管贲门部的神经肌肉功能障碍所致的食管功能障碍引起食管下端括约肌弛缓不全,食物无法顺利通过而滞留,从而逐渐使食管张力、蠕动减低及食管扩张的一种疾病。严重的食管腔扩张其腔内直径> 6cm,有大量的食物及液体潴留,食管见不到推动性收缩。临床表现为吞咽困难、胸骨后疼痛、食物反流以及因食物反流误吸入气管所致咳嗽、肺部感染等症状。阵发性无痛性吞咽困难是本病最典型的症状。对中 / 重度食管腔扩张应行手术治疗。手术以 Heller 食管下段肌层切开术为最常用。

一、术前护理常规

1. 执行外科术前护理常规。

2. 饮食　给予高蛋白、高热量、富含维生素的流质或半流质饮食。不能进食者给予肠外静脉治疗,纠正水、电解质紊乱。

3. 胃肠道准备

(1)术前三日口服 0.5% 甲硝唑溶液 100ml, 3 次 /24 小时,以杀灭肠道内厌氧菌,进行肠道清洁。

(2)非完全性梗阻患者术前 3 日流质饮食,餐后口服生理盐水冲洗。梗阻严重、食管积食者禁食,少量饮水。

二、术后护理常规

1. 执行外科术后护理常规。

2. 执行全身麻醉后护理常规。

3. 执行术后疼痛护理常规。

4. 病情观察 密切观察生命体征、保持各个引流通畅,固定有效,做好口腔护理;对于消瘦患者主要皮肤护理。

5. 执行胸腔闭式引流护理常规。

6. 呼吸道护理 给予氧气吸入,必要时面罩吸氧,观察呼吸频率、幅度、节律及双肺呼吸音变化。鼓励患者深呼吸及有效咳嗽,雾化吸入稀释痰液。

7. 胃肠减压护理 严密观察引流液量、性状、气味并记录;妥善固定胃管,防止脱出,保证持续有效减压;保持胃管通畅,引流不畅时可用10~20ml生理盐水低压冲洗;术后3~4日待肛门排气、胃肠减压引流量减少后,拔除胃管。

8. 饮食护理

(1)食管黏膜破损者,参见"第十二章第四节食管肿瘤护理常规"。

(2)食管黏膜未破损者,术后48小时左右拔除胃管,术后第3日胃肠功能恢复后进流食,少食多餐。术后第5日过渡到半流食。术后第7日可进普食,以易消化、少纤维的软食为宜,细嚼慢咽,避免吃过冷或刺激性食物。

9. 并发症的观察与护理

(1)胃液反流:是术后常见并发症,表现为嗳气、反酸、胸骨后烧灼样痛、呕吐等。术后注意观察,仔细询问患者不适症状,出现胃液反流症状,及时通知医生,给予抑酸药和胃动力药。

(2)肺不张、肺部感染:术后应保持呼吸道通畅,鼓励患者深呼吸和有效咳嗽,及时使用止痛剂,保持引流管通畅,预防肺部并发症的发生。

10. 健康指导

(1)尽早下床活动,逐渐增加活动量,劳逸结合。

(2)以易消化的食物为主,少食多餐,不吃过冷过硬食物。

(3)定期门诊随访,出现体温38℃以上或再次发生进食梗阻时及时来院就诊。

(法天锷)

第七节 食管憩室切除术护理常规

食管憩室分为膨出型和牵引型两类。膨出型是食管腔内压力将黏膜自管壁的薄弱点向外突出而形成。典型的临床症状有高位颈段食管咽下困难,呼吸有腐败恶臭气味,吞咽食物或饮水时咽部"喀喀"作响,不论咳嗽或不咳嗽,患者常有自发性食管内容物反流现象。此类憩室大者直径可达10cm,能压迫食管,淤积食物,甚至并发炎症、溃疡、出血、穿孔等,需外科手术治疗。牵引型主要是由于食管周围炎症等形成的粘连收缩及食管壁向外牵引所致,无并发症情况一般不需特殊治疗。

一、术前护理常规

1. 执行外科术前护理常规。

2. 改善患者营养状况,提高机体的抵抗力,通常给予半流质饮食,必要时或禁食,给予肠外营养治疗。

3. 做好术前患者心理护理,减少其对手术的恐惧。

4. 增加肺功能锻炼,教会患者吹气球、咳嗽等,以避免术后出现肺不张。

5. 消化道的减菌准备

(1)口腔护理:评估患者日常生活习惯,有无口腔感染,如口腔溃疡、龋齿、牙周脓肿等,指导患者正确刷牙,常用漱口液漱口。

(2)冲洗憩室:协助患者行食管造影检查,了解憩室大小、开口位置等。每日一次进行食管冲洗,憩室有食物残留者应采用体位引流,必要时可利用食管镜清洗憩室囊腔。

二、术后护理常规

1. 执行外科术后护理常规。

2. 执行全身麻醉后护理常规。

3. 执行术后疼痛护理常规。

4. 病情观察　持续监测生命体征,严密观察患者的神志、面色、呼吸、血压、脉搏、体温,及时发现病情变化,准确记录出入量。

5. 执行胸腔闭式引流管护理常规。

6. 胃管护理　妥善固定胃管,保持胃肠减压通畅,记录引流液的量、性状、颜色。如引流不畅,应用 10~20ml 生理盐水低压冲洗胃管。一旦胃管脱出,勿自行盲目插管,以免造成吻合口损伤。

7. 饮食护理　术后禁食水,食管造影无可进流质,2~3 日无异常给予半流质,2 日后由软食逐步过渡到普食。

8. 并发症的观察及护理

(1)吻合口瘘:是手术后严重的并发症。吻合口瘘的发生可能与年龄、术式、吻合口有无继发感染、患者营养状况等有关。多见于术后 4~6 日,如吻合口瘘发生在胸内,则可伴有高热、心率加快、胸痛和呼吸困难等症状,严重者可有面色苍白、多汗、脉搏微弱、烦躁或冷漠等休克症状,需密切观察,如有上述症状及时通知医生。

(2)肺部感染:密切观察患者体温、咳嗽咳痰是否有效。术后给予低流量吸氧及雾化吸入,促进痰液排出。鼓励患者做腹式呼吸和有效咳嗽,预防肺部感染。

9. 健康指导

（1）进食时细嚼慢咽,少量多餐,切忌暴饮暴食。至少在一个月内避免进食干硬固体和油炸食品。

（2）进食后 30~60 分钟避免平卧,适当行走,促进胃排空;睡觉时应保持头抬高 10°~15°。

（3）按时复诊,如有不适应及时来医院就诊。

（法天锷）

第八节 先天性胸壁畸形护理常规

先天性胸壁畸形是指胸壁先天性发育异常导致外形及解剖结构发生改变,最常见的是鸡胸和漏斗胸。鸡胸是胸骨向前方凸起。漏斗胸是胸骨、肋软骨及部分肋骨向内凹陷,又称胸骨凹陷。畸形较轻无明显症状者,不需手术治疗。畸形严重的患者,生长发育差、消瘦、易感冒,反复出现呼吸道感染,运动后出现呼吸困难和心悸,需手术治疗。手术方法多为胸骨抬举术或胸骨翻转术。术后能明显改善心肺功能。

一、术前护理常规

1. 执行外科术前护理常规。

2. 术前有呼吸道感染者,应给予抗生素治疗,待感染控制并稳定一周后再手术。

3. 呼吸道管理 术前进行深呼吸锻炼,教会患者有效咳嗽,练习吹气球。

4. 加强营养 宜进食高蛋白、高热量、高维生素饮食。根据具体情况必要时给予肠外营养支持,以提高抵抗力与手术耐受力。

二、术后护理常规

1. 执行外科术后护理常规。

2. 执行全麻后护理常规。

3. 执行术后疼痛护理常规。

4. 病情观察 密切观察心率、血压、血氧饱和度、呼吸的变化,评估缺氧情况,按需吸氧。保持正确卧位及有效咳痰。

（1）术后保持平卧,选择硬板床,盖被轻薄,不屈曲和转动胸腰。6 小时后取低坡卧位,减轻张力,缓解疼痛。

（2）术后 1 日生命体征平稳即可床旁轻微活动,预防下肢深静脉血栓的形成,根据患者具体情况,逐步增加活动量,注意保护固定器及钢板位置,避免移位。

（3）鼓励患者做腹式呼吸,保持呼吸道通畅,有效咳嗽,给予雾化吸入以利于呼吸道分泌物稀释和排出,预防肺部感染和肺不张。

5. 指导患者进食高蛋白、高热量、高维生素、易消化的饮食,促进身体的康复。

6. 并发症的观察及护理　主要并发症包括气胸、心脏损害、固定器及钢板移位、心包积液、胸腔积液等。其中气胸为术后早期最常见的并发症,治疗同第八章第二节自发性气胸护理常规。心脏损害是最为严重的并发症,国内目前尚无报道。术后应密切监测患者生命指标、呼吸频率和节律、血压、心率、神志等,发现异常立即通知医生。

7. 健康指导

（1）保持手术部位清洁和干燥,坚持睡硬板床 3 个月。

（2）出院后 1 个月内限制患者剧烈活动,6 周之内不要弯腰或翻滚,防止固定器及钢板移位。

（3）术后 3 个月时应每月行 X 线复查,了解钢板的位置,如有移位应及时处理。

（4）术后 2~4 年手术拆除矫形钢板。

（法天锷）

第九节　胸壁肿瘤护理常规

胸壁肿瘤是指发生在胸廓骨骼及软组织的肿瘤,不包括皮肤、皮下组织及乳腺肿瘤。胸壁肿瘤的临床表现取决于肿瘤的部位、大小、生长速度、与邻近器官的关系及压迫程度。肿块生长缓慢、无痛、边界清楚者多为良性,有严重持续性局部疼痛、肿瘤生长速度快、边界不清、表面有扩张血管者多为恶性或良性肿瘤有恶性病变的征兆。肿瘤压迫和侵及肋间神经、臂丛神经及交感神经时,除有神经疼痛外,还有肢体麻木或 Horner 综合征。晚期的恶性胸壁肿瘤可有远处转移、胸腔积液或血性胸水。瘤体向胸腔生长时,可有呼吸困难、刺激性咳嗽等症状。外科手术是治疗胸壁肿瘤的主要手段,通常采用肿瘤切除、胸廓修复或重建等方法。

一、术前护理常规

1. 执行外科术前护理常规。

2. 做好术前患者心理护理,消除患者紧张不安的情绪。

二、术后护理常规

1. 执行外科术后护理常规。

2. 执行全身麻醉后护理常规。

3. 执行术后疼痛护理常规。

4. 保持呼吸道通畅、控制疼痛,以保持有效咳嗽、排痰,减少肺感染。

5. 并发症观察与护理 行胸壁重建术的患者可能出现气胸、血胸、胸壁软化、反常呼吸及纵隔摆动等并发症,应密切观察呼吸形态和频率,有无呼吸困难。有胸腔闭式引流者应执行胸腔闭式引流护理常规,同时密切观察出血情况,必要时给予棉垫及纱布球加压,并以宽而平的胸带加压包扎胸部。

6. 健康指导

(1)尽早进行肢体康复锻炼,活动量逐渐增加,劳逸结合。

(2)加强营养,增强免疫力。

(3)指导止痛药的正确使用。

(4)定期门诊随访。

(法天锷)

第十节 膈疝修补术护理常规

膈疝是内疝的一种,是指腹腔内脏器等通过膈肌异位移动到胸腔内的疾病状态。膈疝分为创伤性膈疝与非创伤性膈疝,后者又可分为先天性与后天性两类。非创伤性膈疝中最常见者为食管裂孔疝、胸腹裂孔疝、胸骨旁疝和膈缺如等。临床表现为饱胀、反酸、腹痛、呕吐、胸闷、呼吸困难和心悸等。无症状或症状轻者可保守治疗。症状重者通常主张手术治疗。

一、术前护理常规

1. 执行外科术前护理常规。

2. 术前留置胃管行胃肠减压,保持口腔清洁。

3. 给予肠外营养支持,维持水、电解质平衡。

4. 指导患者有效咳嗽、深呼吸练习,预防肺部感染。

5. 创伤性膈疝应监测生命体征,抗休克治疗时注意输液速度与尿量观察。

二、术后护理常规

1. 执行外科术后护理常规。

2. 执行麻醉后护理常规。

3. 执行术后疼痛护理常规。

4. 执行胸腔闭式引流管护理常规。

5. 加强生命体征的监测，防止出现呼吸、循环功能障碍。

6. 胃管应妥善固定，防止脱出，持续有效减压。48 小时左右拔除胃管，术后第 3 日胃肠功能恢复后进流食，少食多餐。术后第 5 日过渡到半流食。术后第 7 日可进普食，以易消化、少纤维的软食为宜，细嚼慢咽。

7. 健康指导

（1）尽早下床活动，活动量逐渐增加，劳逸结合。

（2）进食高蛋白、高热量、富含维生素饮食，少食多餐。

（3）严格按医嘱准确用药。

（4）定期门诊随访。

（法天锷）

附：胸腔闭式引流护理常规

胸腔闭式引流是将引流管一端放入胸腔内，另一端接入水封瓶，水封瓶位置应低于胸腔，以便排出胸腔内气体或液体。其原理是当胸膜腔内因积液或积气形成高压时，胸膜腔内的液体或气体可排至水封瓶内；当胸膜腔内恢复负压时，水封瓶内的液体被吸至引流管下端形成负压水柱，阻止空气进入胸膜腔。其目的是将胸膜腔内积气、血液和渗液进行引流，恢复胸膜腔内负压，保持纵隔的正常位置，促进肺复张。胸腔闭式引流主要适用于血胸、气胸、脓胸、胸腔积液及剖胸手术后的引流以及胸腔穿刺术治疗下肺无法复张者。传统的胸腔闭式引流装置有单瓶、双瓶和三瓶。目前临床广泛应用的是一次性胸腔闭式引流的装置。

一、严格无菌操作，防止感染发生

1. 保持引流装置无菌。

2. 更换水封瓶 1 次 /24 小时，当引流液超过水封瓶容量 2/3 时应及时更换。更换水封瓶时应协助患者取坐位，鼓励患者咳嗽并挤压引流管。用两把大弯血管钳夹闭胸腔引流管，距离伤口至少 10cm，尽量减少夹闭时间。在无菌纱布保护下分离胸腔引流管与连接管。用消毒棉球沿胸腔引流管口切面向外螺旋消毒两次。在无菌纱布保护下将胸腔引流管与更换的水封瓶长管连接，用胶带固定连接处。然后松开大弯血管钳，挤压胸腔引流管，同时嘱患者深吸气后咳嗽，观察水柱波动情况。妥善固定胸腔引流管，将水封瓶固定于水封瓶架上，保持水封瓶低于患者胸部水平以下 60~100cm，防止发生逆行感染。

3. 保持胸壁引流口处敷料清洁干燥,如有渗湿,应及时更换。

二、保持引流装置密闭,防止气体进入胸膜腔

1. 随时检查引流装置密闭情况及引流管是否衔接牢固。

2. 水封瓶保持直立,长玻璃管没入水中 3~4cm,避免空气进入胸膜腔。

3. 妥善固定引流管,防止滑脱。

4. 若发生水封瓶被打破或接头滑脱时则应立即用血管钳夹闭或反折近胸端引流管,再行更换。如患者有气胸或胸腔引流管不断排出大量气体时,应禁止夹闭胸腔引流管,直接更换水封瓶,防止造成张力性气胸。

5. 若引流管自胸壁伤口意外脱出,应立即用手顺纹理方向捏紧引流口周围皮肤(注意不要直接接触伤口),立即通知医生处理。对于气胸的患者,应该用密闭的无菌纱布覆盖穿刺部位,同时确保气体可以逸出。

6. 搬运患者时,保持引流管和引流瓶低于患者胸部,引流管没入液面以下 2~4cm,尽量不要夹闭引流管。若无法保证则用双重用两把大弯血管钳夹闭引流管。夹闭引流管的同时应注意监测,若患者出现血氧降低、呼吸困难等症状则应打开夹闭的引流管恢复引流状态,并立即通知医生。

三、保持引流管通畅

1. 防止引流管受压、扭曲和阻塞,可根据水封瓶长玻璃管中水柱波动情况判断引流管是否通畅。若引流管通畅,则不推荐常规挤压引流管以防堵塞;若引流管引流不畅,则可挤压堵塞处疏通引流管;若挤压后仍引流不畅,应及时通知医生。

2. 协助患者半坐卧位,鼓励患者咳嗽和深呼吸,促进胸腔内液体和气体排出。

四、观察和记录

1. 观察患者生命体征,胸痛及呼吸困难程度,呼吸频率、节律等。

2. 观察胸腔引流管局部情况,有无红、肿、热、痛及皮下气肿等,如有异常及时通知医生。

3. 查看水封瓶密闭性,水柱波动情况(正常水柱波动 4~6cm)。

4. 密切观察并记录引流液的量、颜色和性质。若出血量多于 100~200ml/h 且连续 3 小时,呈鲜红色,有血凝块,同时伴有脉搏增快,提示有活动性出血的可能,应及时通知医生。

五、拔　　管

1. 拔管指征　一般术后 72 小时,无气体、液体排出,或引流量在 100ml 以下(脓胸、乳糜胸除外),X 线检查肺膨胀良好,即可拔管。

2. 拔管及拔管后护理　拔管时嘱患者深吸气、憋气,在吸气末复张时迅速拔管,并立即用凡士林加厚敷料封闭胸壁伤口。拔管后 24 小时内注意观察患者有无胸闷、呼吸困难、切口漏气、渗液、出血和皮下气肿等,如有异常及时通知医生。拔管后第二日需更换敷料。

六、健 康 指 导

1. 指导患者深呼吸、正确咳嗽及变换体位的方法,并指导其进行呼吸功能锻炼。

2. 指导患者预防脱管的方法及活动时注意事项。

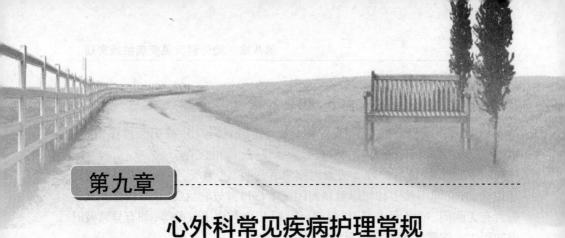

第九章

心外科常见疾病护理常规

第一节　发绀型先天性心脏病护理常规

发绀型先天性心脏病是指从右心房、右心室或肺动脉系统向左心房、左心室或主动脉系统分流的一种心脏病，即患者的未氧合静脉血经心脏畸形进入体循环中，临床表现为皮肤或口唇发绀、乏力、蹲踞、杵状指（趾）。此类先天性心脏病较复杂，如法洛四联症、肺动脉瓣闭锁、右室双出口、大动脉转位、艾森曼格综合征等，其发绀程度随活动量增加而加重。法洛四联症为最常见的复杂发绀型先天性心脏病，手术治疗方法分为姑息手术（体 - 肺动脉转流术）、根治手术。内科辅助治疗处理贫血、缺氧发作等。

一、术前护理常规

1. 执行外科术前护理常规。
2. 病情观察　观察患儿情绪、精神、面色、发绀、呼吸、脉率、脉律、血压等。
3. 重症患儿绝对卧床，监测生命体征；根据病情严格掌握活动量，持续评估缺氧情况，按需吸氧，评价吸氧效果；患儿应有专人看护，避免剧烈活动及哭闹诱发急性缺氧。预防上呼吸道感染，保持环境安静。
4. 增加营养，防止脱水，适量增加饮水量；控制每餐进食量，预防便秘。
5. 针对不同年龄的患儿采取怀抱、引逗、爱抚、轻拍等方法，使之产生亲切感和安全感，得到心理上的满足，以配合手术。

二、术后护理常规

1. 执行外科术后护理常规。
2. 执行全身麻醉后护理常规。

3. 执行术后疼痛护理常规。

4. 病情观察　监测各种生命指标,并准确记录。

(1)使用呼吸机辅助呼吸时,严密观察呼吸机的工作情况及各项参数指标,做好气道管理。

(2)持续监测血流动力学变化,每 15~30 分钟观察记录一次,平稳后可改为 1~2 小时一次,准确记录出入量。

(3)监测肢体末梢皮肤颜色、温度变化,及时保暖。测量体温 1 次 /4 小时,体温过高时遵医嘱给予降温处理,观察效果。

(4)定时血气分析,观察电解质、乳酸及酸碱代谢情况,及时纠正酸中毒。

5. 管路维护

(1)每日评估各个管路脱管风险,每班测量置管深度或管路外露长度,妥善固定。保持通畅,避免打折、移位、脱出。观察置管处皮肤有无红肿、瘀血、渗出等。

(2)胸腔引流管:观察引流液的性质、量。术后 4 小时内每 15~20 分钟挤压引流管一次,若有血性引流液 2~4ml/(kg·h),连续 2 小时以上,立即通知医生查找原因,对症处理。

(3)尿管:准确记录尿量、性质。评估留置必要性,病情允许尽早拔除。

(4)有深静脉置管者:严格执行无菌操作,按时维护管路,保持管路通畅,使用过程中防止堵塞、打折、脱出,避免导管相关性感染的发生。

6. 并发症的观察与护理

(1)灌注肺:为法洛四联症根治术后严重并发症,临床主要表现为急性进行性呼吸困难、发绀、血痰或血水痰和难以纠正的低氧血症。应用呼吸机辅助呼吸时,根据血气结果调整呼吸机参数,注意气道内压,及时吸出气道内分泌物。严格控制入量,静脉输入白蛋白或血浆,维持胶体渗透压在正常范围内,加强利尿,维持尿量 > 1ml/(kg·h)。

(2)低心排综合征:临床表现为心率加快、血压下降、中心静脉压升高、肢端发凉、苍白、发绀等。术后及时补充血容量及血管活性药物,中心静脉压维持在 10cmH$_2$O 以上。持续镇静,延长呼吸机辅助时间,减少心脏做功。

(3)心律失常:术后监测血钾浓度,过高或过低及时纠正;连接心电监护,观察患者心律有无房性期前收缩、室性期前收缩、房室传导阻滞,如有异常及时通知医生。

7. 健康指导

(1)遵医嘱服用强心利尿剂,并注意观察尿量。

(2)术后 3 个月内避免剧烈活动,不可过度劳累,避免发生心力衰竭。

(3)加强营养供给,多进食高蛋白、高热量、高维生素饮食,以利生长发育。

（4）注意气候变化,避免呼吸道感染。

（5）定期门诊复查。

（法天锷）

第二节 非发绀型先天性心脏病护理常规

非发绀型先天性心脏病是指从左心房、左心室或主动脉系统向右心房、右心室或肺动脉系统分流,不造成未氧合的静脉血分流至体循环系统,产生左右两心室的异常交通,为最常见的先天性心内畸形之一。无发绀现象,简称为"左向右分流"型先天性心脏病。由于心内畸形存在,造成血液左向右分流,引起肺循环血量增加,易患呼吸道感染,且肺炎不易治愈。主要有房间隔缺损、室间隔缺损、部分型肺静脉畸形引流、主动脉缩窄、动脉导管未闭等。目前临床多采用介入治疗和手术治疗,手术治疗方法有房间隔缺损修补术、室间隔缺损缝合或修补术、动脉导管结扎术、动脉导管切断缝合术等。

一、术前护理常规

1. 执行外科术前护理常规。

2. 病情观察 监测患者的生命体征,观察患者的发育、营养、面色、情绪等。

3. 积极预防和控制呼吸道感染,预防感冒。

4. 饮食 加强营养支持,指导患者进食高热量、高蛋白及富含维生素的食物,增强机体抵抗力。

5. 加强对大分流者心功能的维护;合并心功能不全者,应用强心利尿扩血管等药物治疗,记录出入量。

二、术后护理常规

1. 执行外科术后护理常规。

2. 执行全身麻醉护理常规。

3. 执行术后疼痛护理常规。

4. 病情观察 密切观察生命体征,观察心律、心率变化,定期或连续描记心电图,发现异常及时报告医生。监测血压变化,遵医嘱及时调整降压药速度,防止血压骤降。更换药液时操作要迅速准确,避免因药液中断引起血压波动保持静脉通路畅通,备好抢救药品及物品。

5. 监测肢体末梢皮肤颜色、温度变化,及时保暖。测量体温 1 次 /4 小时,体温过高时遵医嘱给予降温处理,观察效果。

6. 保持呼吸道通畅,合并肺动脉高压者适当延长机械通气时间,协助咳嗽、排痰,给予雾化吸入,防止肺感染。

7. 执行胸腔闭式引流护理常规 保持引流管的通畅,注意引流的速度、性质、量,若引流过快、颜色鲜红、管壁发热,考虑胸腔内是否有活动性出血,积极协助医生准备二次开胸止血。

8. 并发症观察及护理

(1)残余分流:常由闭合不严密或组织缝线撕脱而引起。听诊有无残余分流的心脏杂音,超声彩色多普勒检查可明确诊断,残余分流量大,应立即再行修补。

(2)喉返神经损伤:注意患者有无声音嘶哑、进水呛咳现象,防止饮水误吸诱发肺部感染。

(3)假性动脉瘤形成:多发生于术后两周左右,临床表现为发热不退,咳嗽、咯血,有收缩期杂音出现,胸部 X 线片示上纵隔增宽,肺动脉端突出呈现块状影,应考虑是否为假性动脉瘤,嘱患者卧床休息,避免活动,并给予祛痰、缓泻剂,防止剧烈咳嗽或排便用力而使胸内压剧烈升高导致假性动脉瘤破裂。一旦确诊,应紧急采取手术治疗。

(4)心律失常:为房间隔缺损、室间隔缺损术后常见并发症。观察患者心率、心律变化,出现房室传导阻滞或心率减慢时及时通知医生,维持电解质在正常范围,维护好起搏器的功能。

9. 健康指导

(1)动脉导管未闭术后患者积极进行左上肢的功能锻炼,避免失用综合征。

(2)逐步增加活动量,术后 3 个月内不可过度劳累,以免发生心力衰竭。

(3)加强营养支持,以利生长发育。

(4)注意气候变化,避免呼吸道感染。

(5)定期门诊随访。

(法天锷)

第三节 先天性心脏病介入治疗护理常规

先天性心脏病,简称先心病,是胎儿时期心脏血管发育异常导致的心血管畸形,是小儿最常见的心脏病,分为左向右分流型、右向左分流型、无分流型。动脉导管未闭、房间隔缺损、室间隔缺损是临床常见的先心病。目前介入性导管术已经广泛用于先心病的治疗,通过将特种导管及装置由外周血管插入到所需治疗的心血管腔内,替代外科手术治疗,即称为介入性导管术。

方法是通过一根小小的导管由右侧腹股沟动/静脉进入,将封堵器准确放到心脏或血管内的缺损或异常通道部位,将其堵塞。目前该方法用于治疗动脉导管未闭、房间隔缺损、室间隔缺损等先天性心脏病,由于不用开胸、疗效满意、安全、并发症少、住院时间短,因而被广泛应用于临床。

一、术前护理常规

1. 执行外科术前护理常规常规。

2. 术前合理安排饮食,切忌暴饮暴食引起的消化不良性腹泻。

3. 预防感冒,保证充足睡眠,减少探视,保持室内空气新鲜。

4. 做好术前备皮,尤其是术中可能行动、静脉穿刺部位皮肤的清洁,观察股动脉及足背动脉搏动情况。

5. 进入导管室前排空大小便。

6. 遵医嘱术前 4~6 小时禁食水,完成术前用药。

二、术后护理常规

1. 执行外科术后护理常规。

2. 执行麻醉后护理常规。

3. 执行术后疼痛护理常规。

4. 病情观察 动态监测生命体征,特别是心率、血压、神志、呼吸的变化。备好各种抢救物品及药品。

5. 体位 术后取平卧位,麻醉未清醒者头偏向一侧。术侧肢体保持伸直并制动 6~8 小时,沙袋压迫穿刺点止血 6~8 小时,并观察局部有无出血、渗血,避免沙袋移位。撤除沙袋后还需再平卧 12~24 小时。做好皮肤护理。

6. 术侧下肢的观察 24 小时内密切观察术侧下肢皮肤温度、颜色、有无肿胀、肢体血运是否良好、足背动脉搏动有无异常。

7. 遵医嘱给予静脉液体补充,预防低血容量的发生。

8. 清醒后可试饮水,2 小时后可进食。

9. 并发症观察及护理

(1)封堵器脱落及异位栓塞:封堵器脱落常可进入肺循环引起患者胸痛、呼吸困难、发绀等。术后密切观察有无胸闷、气促、呼吸困难、症状,注意心脏杂音的变化。

(2)感染性心内膜炎:密切监测体温变化,严格执行无菌操作,术后遵医嘱使用抗生素。

(3)溶血:动脉导管未闭(PDA)封堵术罕见的严重并发症,多因残余分流时高速血流通过网状封堵器所致,术后密切观察患者心脏杂音的变化,睑结膜及尿液颜色,必要时送检血、尿化验,及早发现有无溶血。

（4）高血压:术后密切监测血压,适当控制液体入量,血压升高时可遵医嘱微量泵泵入硝普钠等药物,血压轻度升高可不必处理,必要时给予镇静、镇痛药。

10. 健康指导

（1）术后3个月内禁止剧烈体力活动,穿刺处1周内避免洗澡,防止出血。

（2）预防感冒,术后6个月内注意预防感染性心内膜炎。

（3）遵医嘱服药,术后定期随访复查,行心脏超声等检查,观察患者肺血流改变和封堵器形态、结构有无变化。

（法天锷）

第四节　瓣膜病护理常规

心脏瓣膜病是由反复风湿性心脏病发作,发生心脏瓣膜及其附属结构(腱索、乳头肌)病变,导致瓣膜狭窄或关闭不全的瓣膜功能异常,产生血流动力学障碍。瓣膜病是我国最常见的心脏病之一,在成人心血管病中,本病约占40%,多见于20~40岁青壮年。最常受累是二尖瓣,其次为主动脉瓣,后者常与二尖瓣病损同时存在,称联合瓣膜病。瓣膜病常见有二尖瓣狭窄,呈二尖瓣面容,可出现呼吸困难、咳嗽、咳痰、发绀等表现;二尖瓣关闭不全先出现的左心衰竭表现是活动能力差、虚弱无力、心悸;主动脉瓣狭窄可出现劳力性呼吸困难和劳力缺血性心绞痛,突发性晕厥是另一严重症状;主动脉瓣关闭不全可表现为活动后的呼吸困难、端坐呼吸或夜间阵发呼吸困难,还可表现为活动后的胸痛、晕厥。

手术治疗主要包括瓣膜修复术和人工瓣膜置换术。内科治疗以预防心功能受损和抗心律失常、抗感染治疗为主。对狭窄病变可行经皮球囊瓣膜成形术介入治疗。

一、术前护理常规

1. 执行外科术前护理常规。

2. 病情观察　密切观察病情变化,认真听取患者主诉。观察患者有无心绞痛、晕厥、左心衰竭、呼吸困难、咳嗽、发绀等症状;加强巡视,以防发生猝死。

3. 改善心功能　遵医嘱给予强心、利尿、补钾、扩血管治疗,根据患者病情及药液性质调节输液速度,观察用药后不良反应,准确记录出入量。

4. 改善呼吸功能　戒烟限酒。加强呼吸功能锻炼,预防呼吸道感染。心力衰竭、肺动脉高压者给予氧气吸入,改善机体供氧状态。

5. 加强营养支持 指导患者进食高营养、高蛋白、高维生素、低盐、低脂、易消化饮食,每餐合理搭配,提高食欲,改善患者全身营养状况。

6. 注重心理护理 针对患者的病情、性格、心理反应给予安慰和心理疏导,帮助患者树立战胜疾病的信心。

7. 做好瓣膜置换术相关知识的健康教育 如术前适应行为训练,包括上呼吸机手法训练、咳嗽训练、深呼吸运动等;抗凝知识及其重要意义;限制钠盐及液体摄入;进行饮食宣教,讲解少食多餐的必要性;预防感冒、控制肺部感染的重要性。

二、术后护理常规

1. 执行外科术后护理常规。

2. 执行全身麻醉后护理常规。

3. 执行术后疼痛护理常规。

4. 维持稳定的血流动力学 早期监测中心静脉压、动脉压、肺动脉压等,根据监测指标及病情遵医嘱补充血容量,调整正性肌力药物及扩血管药物,维护心功能。控制输液速度和量,预防发生肺水肿、左心衰竭。

5. 呼吸功能监护与护理 严格遵守呼吸机使用原则及注意事项,加强呼吸道的管理,定时翻身、拍背、吸痰,保证供氧,并观察痰液颜色、性质、量,预防肺部并发症。

6. 维持电解质平衡 瓣膜置换术后每日监测血钾情况,低血钾易造成心律失常,一般血清钾维持在 4~5mmol/L,静脉补钾时要选择深静脉,补钾后及时复查血钾。

7. 引流液的观察 术后保持引流管的通畅,注意引流液的颜色、量及性质。如引流液过多,应考虑是否鱼精蛋白中和肝素不足。注意观察有无心脏压塞的征象,如出现心率快、血压低、静脉压高、尿量少等应及时通知医生。

8. 观察肢体末梢皮肤颜色、温度变化,及时保暖。测量体温 1 次 /4 小时,体温过高时遵医嘱给予降温处理,观察效果。

9. 并发症观察及护理

(1)瓣周瘘:是瓣膜置换术后一种少见而严重的并发症。术后重点评估心功能状态,监测并控制感染。注意观察尿色、尿量,如长期为血红蛋白尿应及时报告医生,同时注意碱化尿液,防止肾衰竭。

(2)心律失常:密切观察患者的心电示波及心电图变化,及早发现并纠正引发严重室性心律失常的诱因,如心肌缺血缺氧、低钾等。保持静脉通畅,备好抢救物品及药品。

（3）出血：术后应用抗凝治疗期间根据化验结果（PT 值在 24 秒左右、INR值在 2~2.5 之间）调整用药量。密切注意出血倾向（血尿、牙龈出血、皮肤黏膜出血等），必要时减用或暂停抗凝药，但尽量避免用凝血类药。

（4）栓塞及中枢神经并发症：加强巡视，严密观察意识、瞳孔、肢体疼痛、皮肤颜色的改变和肢体活动情况等。发现异常情况及时通知医生，及时发现，及时治疗。

（5）感染性心内膜炎：术前合理使用抗生素，术后严格无菌操作，监测体温，可疑患者进行多次重复血培养，使用抗生素时严格掌握用量及时间。

10. 健康指导

（1）养成良好生活习惯，避免紧张，保持心情舒畅。

（2）加强营养，不宜吃太咸食物，适当限制饮水，避免加重心脏负担。

（3）预防感冒及呼吸道感染，不乱用抗生素。

（4）增强体质，术后应休息半年，保持适当的活动量，避免活动量过大和劳累，如感到劳累、心慌气短，马上停止活动，继续休息。

（5）在医生指导下按时服用抗凝、强心、利尿、抗心律失常药物，并注意观察药物作用及副作用，观察有无出血情况等，准确记录出入量。

（6）合并心房颤动或有血栓病史的患者告知其突然出现胸闷憋气等不适症状时，及时就医。

（7）定期门诊复查心电图、超声、胸部 X 线片及血化验。

（法天锷）

第五节　冠状动脉粥样硬化性心脏病护理常规

冠状动脉粥样硬化性心脏病（atherosclerotic coronary artery disease），是指冠状动脉发生严重粥样硬化性狭窄或阻塞，或在此基础上合并痉挛，以及血栓形成，造成管腔阻塞，引起冠状动脉供血不足、心肌缺血或心肌梗死的一种心脏病，简称冠心病。其病变发展缓慢，阻塞性病变主要位于冠状动脉前降支的上、中 1/3，其次为右冠状动脉，再次为左回旋支及左冠状动脉主干，后降支比较少见。处理原则包括内科药物治疗、介入治疗和外科治疗，应根据病情选择单种或多种方法联合治疗。外科治疗主要是应用冠状动脉旁路移植术（coronary artery bypass grafting, CABG，简称"搭桥"）。冠状动脉旁路移植物一般选用大隐静脉、乳内动脉。近年来，在心脏跳动下进行的冠状动脉旁路移植术取得很大进展，术后约有 90% 以上的患者症状消失或减轻，心功能改善，可恢复工作，延长寿命。

一、术前护理常规

1. 执行外科术前护理常规。

2. 病情观察　持续心电监护,观察患者有无心绞痛表现,并遵医嘱执行治疗。

3. 常规手术区域皮肤准备,取大隐静脉者术前避免使用该侧肢体做静脉穿刺。指导患者进行肺功能训练,以利于术后有效排痰。

4. 饮食　指导患者进食低盐、低脂、粗纤维的食物,保持大便通畅,必要时给予助便治疗。

5. 术前停用抗血小板药,防治术后出血;糖尿病患者术前应控制血糖在6~8mmol/L;高血压患者理想血压控制在120/75mmHg。

6. 做好冠状动脉搭桥术相关知识的健康教育,如术前各项准备的目的、方法及注意事项的教育,有效呼吸和深呼吸训练,以利于术后排痰,胸腔闭式引流相关知识的教育等。

二、术后护理常规

1. 执行外科术后护理常规。

2. 执行全身麻醉后护理常规。

3. 执行术后疼痛护理常规。

4. 病情观察　早期动态监测血流动力学及做好记录,术后血压应控制在不低于术前血压的20~30mmHg,根据血压、心律和心率变化,调节药物速度和浓度。维持正常的血容量及水、电解质平衡,观察每小时尿量、尿质、颜色,记出入量,每日监测血糖。

5. 维持人工呼吸机辅助呼吸,及时清除呼吸道分泌物,改善肺通气。

6. 执行胸腔闭式引流护理常规。

7. 进行体温监测,体温 > 38℃时应及时采取降温措施。低温体外循环患者应积极复温,注意保暖。

8. 根据医嘱抗凝治疗,用药期间密切注意出血倾向,如出血、胃肠道不适等,必要时减用或暂停抗凝药,但尽量避免用凝血类药。

9. 弹力绷带加压包扎取血管侧肢体,并抬高 15°~30°,观察患肢皮肤颜色、温度、张力等情况。间断活动患肢,预防血栓形成。

10. 并发症观察及护理

(1)低心排血量综合征:术后早期应用扩血管药,补足血容量,纠正酸中毒。一旦临床出现烦躁或精神不振、四肢湿冷、发绀、甲床毛细血管再充盈减慢、呼吸急促、血压下降、心率加快、尿量减少 < 0.5ml/(kg·h)、血气分析提

示代谢酸中毒等,提示出现低心排血量综合征,应立即报告医生。

(2)心律失常:以心房颤动、心房扑动和室性心律失常为主。通过监测心率的快慢、维持满意的心律,减低心肌耗氧量,维持水、电解质及酸碱平衡,给予患者充分镇静。发生心律失常可给予镁剂或利多卡因等抗心律失常药物,必要时安装临时起搏器。

(3)急性心肌梗死:减少心肌氧耗,保证循环平稳。术后早期给予患者保暖有利于改善末梢循环并稳定循环,能有效防止心绞痛及降低心肌梗死再发生。

(4)出血:患者引流量大于 200ml/h,持续 3~4 小时,临床上即认为有出血并发症。术后严格控制收缩压在 90~100mmHg;定时挤压引流,观察引流液的色、质、量;静脉采血检查 ACT,使其达到基础值范围,确认肝素已完全中和。若出现大量快速出血,血压下降,应立即床旁紧急开胸止血。

(5)脑卒中:术后需每小时观察记录瞳孔及对光反射,注意观察患者意识和四肢活动情况。

11. 健康指导

(1)保持心情愉快,避免情绪过于激动。

(2)合理饮食,进食高蛋白、低脂、易消化饮食,禁忌烟酒、咖啡及辛辣刺激食物。

(3)保持大便通畅,遵医嘱服用缓泻剂,注意排便情况。

(4)应在医生指导下逐渐恢复体力活动及工作,注意劳逸结合。

(5)用药指导:①应定时、定量服用,不可随意中途停药、换药或增减药量;②注意药物的副作用:服用阿司匹林时可出现皮下出血点或便血,服用阿替洛尔时如出现心率减慢应减量或逐渐停药;③胸部疼痛发作持续时间大于30 分钟,且含药效果不佳,疼痛程度又较重,应考虑心肌梗死的发生,应迅速就近就医,以免延误治疗抢救时机。

(6)出院后每半月复查 1 次,以后根据病情可逐渐减为每 1~2 个月复查 1 次。

(法天锷)

第六节　主动脉瘤及主动脉夹层护理常规

主动脉瘤是指主动脉壁变性破坏后,形成的异常扩张和膨大部分。根据病因和病变的不同又分为真性动脉瘤(俗称动脉瘤)、假性动脉瘤和主动脉夹层动脉瘤。主动脉瘤最常见,主动脉夹层(aortic dissection, AD)是在主动脉瘤的基础上,主动脉内膜破损,主动脉腔内的血流从主动脉内膜撕裂口进入主动脉中膜,使中膜分离并沿主动脉长轴方向扩展,从而造成主动脉真假腔分离的一种病理改变,夹层分裂常发生于升主动脉。临床常见疼痛、高血压、心血管及神经系统等症状,疼痛是主动脉夹层急性期最主要的临床表现。内科治疗主要为镇静镇痛、控制血压和心输出量,防止主动脉进一步扩张和破裂治疗。带膜支架介入治疗可达到旷置动脉瘤、畅通血流的目的。外科手术通常采取切除病变动脉,植入人工血管。人工血管置换术是主动脉夹层外科治疗的最有效方法。

一、术前护理常规

1. 执行外科手术前护理常规。

2. 病情观察 严密观察病情变化,24小时持续监测血压、心律/心率、呼吸、血氧饱和度。遵医嘱给予硝普钠等降压药物,根据血压变化调整输注速度。硝普钠应从小剂量 $[0.5\mu g/(kg \cdot min)]$ 开始泵入,根据血压高低调节用量,但一般不超过 $[10\mu g/(kg \cdot min)]$,使术前血压控制在 $100\sim130/60\sim90mmHg$。

3. 绝对卧床休息,给予舒适体位,防止压力性损伤,加强饮食指导。

4. 持续氧气吸入(2L/min),观察有无呼吸困难、烦躁不安、咳粉红色痰等心力衰竭症状。

5. 减少剧烈运动,避免剧烈咳嗽、用力排便,防止瘤体破裂。必要时遵医嘱给予止咳药、缓泻药、止痛镇静剂。

6. 评估疼痛程度,观察疼痛的部位、性质,遵医嘱使用止痛剂,如吗啡、哌替啶等缓解疼痛。抢救药品和仪器设备等处于备用状态,发现异常及时报告医生。

7. 观察神志和泌尿系统症状 观察神志变化、四肢活动障碍情况,有无发绀、疼痛、少尿、血尿等,出现肾衰竭,立即报告医生。

8. 做好心理护理,耐心、详细介绍手术过程,着重强调手术的正面效果,以消除患者焦虑、紧张情绪,积极配合治疗。

二、术后护理常规

1. 执行外科术后护理常规。

2. 执行全身麻醉术后护理常规。

3. 执行术后疼痛护理常规。

4. 病情观察

(1)动态监测血流动力学变化,保持各种测压管通畅,做好动脉置管的维护。遵医嘱及时调整补液计划。

(2)动态监测心电、血压、氧饱和度等,术后即刻描记心电图,观察有无心律失常及心肌缺血表现。观察神志、瞳孔和四肢活动情况。

（3）动态监测血压,应用硝普钠、尼卡地平、硝酸甘油等药物控制收缩压在110mmHg左右,避免因血压高引起吻合口出血、缝线撕脱。

（4）监测皮肤温度、色泽,四肢末梢搏动,远端血供是否充足。

（5）监测呼吸功能、呼吸频率、幅度及双侧呼吸音。

（6）观察尿量、颜色、尿比重,监测肾功能,记录24小时尿量。

5. 呼吸道护理　术后常规机械辅助通气,根据血气结果调整呼吸机参数,保持呼吸道通畅,拔出气管插管后,加强肺部理疗,定时雾化吸入,防止肺部并发症。

6. 预防感染　加强基础护理,低温体外循环患者应积极复温,注意保暖。严格执行无菌操作,尽早拔除有创的各种管路,如尿管、引流管、中心通路等。遵医嘱给予抗生素,防止二次感染,加强营养,增强抵抗力。体温＞38℃以上时及时采取降温措施。

7. 消化系统护理　手术累及腹主动脉时或做开腹手术,保持胃管通畅,观察胃液的性质、量,观察有无肠系膜缺血、坏死的症状,如腹痛、便血、肠梗阻等。每日听诊肠鸣音,未排气者应禁食水,做好口腔护理。

8. 并发症观察及护理

（1）出血:是近端主动脉人工血管置换术后最严重、最主要的并发症之一,分为外科性出血和非外科性出血。观察引流液的颜色、性质、量及有无血块。必要时监测ACT,评估渗血或出血是否来自解剖部位,遵医嘱给予止血药物或做好二次开胸准备。

（2）脑损伤并发症:是近端主动脉人造血管置换术后常见并发症。观察患者苏醒后指令性活动和沟通能力,注意有无苏醒延迟、记忆力减退、偏瘫表现、昏迷以及认知能力降低等情况,发现异常及时通知医生处理。

（3）血栓形成:因血管内皮受损,有血栓形成倾向,常规进行抗凝治疗,注意观察下肢皮温、皮色、感觉及四肢末梢动脉搏动情况。发现异常及时通知医生予以相应处理。

（4）偏瘫、截瘫:观察患者下肢肌力及感觉,若出现异常立即通知医生。

9. 健康指导

（1）按时服药,特别是控制血压。自我观察药物作用及不良反应,不可随意停药、减药及换药。

（2）保持大便通畅,避免下蹲过久和屏气用力的动作。戒烟酒。

（3）保持心情舒畅,避免情绪过于激动。避免受凉感冒。

（4）适当活动,循序渐进,劳逸结合。

（5）如有不适及时就医,定期门诊复查。

（法天锷）

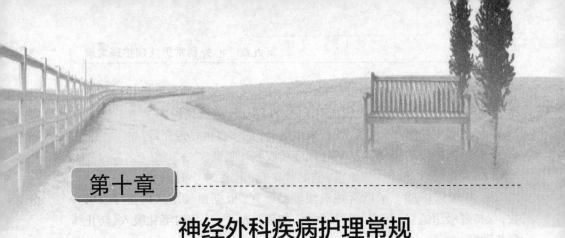

第十章

神经外科疾病护理常规

第一节 颅脑损伤护理常规

颅脑损伤(craniocerebral trauma, head injury)分为颅和脑两部分损伤。颅部包括头皮、颅骨,脑部泛指颅腔内容物而言,指脑组织、脑血管及脑脊液。颅脑损伤包括开放的和闭合的原发性颅脑损伤与继发性颅脑损伤。颅脑损伤的发生率无论在平时或战时均居于首位或仅次于四肢伤。随着现代化的进程,交通、建筑事业的发展以及运动损伤、意外事故和自然灾害等致伤因素的存在,创伤的发生率还将会继续增多,其中重型颅脑损伤的死亡率高达30%~50%。

一、术前护理常规

1. 执行外科术前护理常规。

2. 病情观察

(1)严密观察意识、瞳孔及神经系统体征等情况,判断有无脑疝的早期表现,脑疝患者执行脑疝护理常规。

(2)密切观察生命体征变化,特别是呼吸形态及频率的改变,保持呼吸道通畅,意识障碍患者取侧卧位或半卧位,头偏向一侧,必要时放置口咽通气道或行气管插管/切开,尽快清除口鼻腔及咽部血块或呕吐物。禁用吗啡止痛,以防抑制呼吸。定时监测体温,观察有无颅内感染征象。开放性颅脑损伤应及时清创和常规应用抗生素。

(3)密切观察耳、口鼻腔分泌物情况。有脑脊液耳、鼻漏者,要注意保持耳、鼻孔及口腔的清洁,尽可能避免挖鼻孔、擤鼻涕、打喷嚏和咳嗽,严禁填塞或用水冲洗耳、鼻以及经鼻吸痰和置胃管,以免引起逆行感染。

3. 体位 为促进脑脊液漏患者漏口早日闭合,需维持特定的体位。患者应绝对卧床休息，取患侧卧位，维持体位至漏液停止后 3 日。前颅窝骨折者还应将床头抬高 30°。开放性颅脑损伤引起失血性休克，应使患者平卧位或中凹卧位，尽快补充血容量同时注意保暖。躁动者应加床挡保护，防止碰伤或坠床。

4. 做好术前准备工作，配血、剃头及清洁头部皮肤。

二、术后护理常规

1. 执行外科术后护理常规。

2. 执行麻醉后护理常规。

3. 执行术后疼痛护理常规。

4. 术后体位　卧床休息，颅压高者抬高床头 15°~30°。

5. 病情观察

（1）密切观察意识、瞳孔及神经系统体征等情况。有条件者对重型颅脑创伤患者行亚低温治疗，以降低氧消耗和细胞代谢。

（2）密切观察生命体征及血氧饱和度变化。行气管切开者，妥善固定气管切开套管，松紧度以能伸进固定带一指为宜；保持呼吸道通畅，遵医嘱给予气道湿化及雾化吸入。无自主呼吸患者采用呼吸机辅助呼吸。

（3）如有去骨瓣减压，应注意勿压骨窗，并观察其张力。

6. 保持头部伤口敷料清洁、干燥，头下置无菌垫。

7. 如有脑室外引流或血肿腔引流，妥善固定引流管，保持引流管通畅，密切观察引流液的颜色、性状和量，并记录。

8. 保持静脉通路通畅，准时给予抗生素、止血药、脱水剂，以及维持体液平衡，并详细记录 24 小时出入量。

9. 对躁动患者加床挡，必要时设专人护理。

10. 保持肢体良肢位，定时协助肢体功能锻炼，防止足下垂。

11. 并发症的观察与护理

（1）肺感染：及时清除呼吸道分泌物，保持口腔清洁，定时进行雾化吸入。

（2）上消化道出血：可因创伤应激或大量使用皮质激素引起的应激性溃疡所致，除遵医嘱补充血容量停用激素外，还应使用止血药和减少胃酸分泌的药物。

（3）颅内感染：观察体温变化，保持引流管通畅。遵医嘱给予抗生素。

（4）术后再出血：指导患者避免引起颅内压增高的危险因素，并遵医嘱使用止血药物。密切观察患者意识、瞳孔、生命体征及引流液情况，一旦发现术后出血征象应立即通知医生进行处理。

（金　奕）

第二节 高血压性脑出血护理常规

高血压性脑出血(hypertensive cerebral hemorrhage)是高血压病最严重的并发症之一,常发生于50~70岁,男性略多,冬春季易发。高血压性脑出血常在活动时、激动时、用力排便等时刻发病,起病急骤,往往在数分钟或数小时内病情发展到高峰。临床表现视出血部位、出血量、全身情况等因素而不同。一般发病为突然出现剧烈头痛,恶心、呕吐,并且多伴有躁动、嗜睡或昏迷。血肿对侧出现偏瘫、瞳孔的变化,遂出现颅内压增高,引起血肿侧瞳孔散大等脑疝危象,随后即转为中枢性衰竭。

一、术前护理常规

1. 执行外科术前护理常规。

2. 病情观察

(1)密切观察意识、瞳孔及神经系统体征等情况,有脑疝危象者,执行脑疝护理常规。

(2)密切观察生命体征及血氧饱和度变化。呼吸衰竭者,给予气管插管或呼吸机辅助呼吸,必要时应用呼吸兴奋剂。

3. 心理护理 意识清醒者,亚急性或慢性颅内血肿者,应给予心理护理,解除患者紧张心理。

二、术后护理常规

1. 执行外科术后护理常规。

2. 执行麻醉后护理常规。

3. 执行术后疼痛护理常规。

4. 病情观察 密切观察意识、瞳孔、生命体征及血氧饱和度变化。

5. 保持头部伤口敷料清洁、干燥。有血肿腔引流管应接无菌瓶,观察引流液颜色、量、性质,并记录和交班。

6. 躁动者应加床档保护,防止碰伤或坠床。

7. 给予皮肤护理,口腔护理,定时翻身拍背。

8. 瘫痪肢体保持良肢位。

9. 并发症观察与护理

(1)脑疝:严密观察患者有无剧烈头痛、喷射性呕吐、躁动不安、血压上升、脉搏减慢、呼吸不规则、一侧瞳孔散大、意识障碍加重等脑疝的先兆表现,一旦出现,应立即报告医生给予抢救处理。

（2）出血：多发生于术后 24~48 小时，表现为意识清醒后又逐渐昏睡、反应迟钝甚至昏迷，一旦发现患者有颅内出血征象，应及时报告医生，并做好再次手术的准备。

（3）肺感染：及时清除呼吸道分泌物，保持口腔清洁，定时进行雾化吸入。

（4）应激性溃疡：密切观察呕吐物及大便颜色。

10. 健康指导

（1）加强功能锻炼。

（2）规律服药。

（3）控制不良情绪，保持心态平稳，避免情绪波动。

（金　奕）

第三节　缺血性脑卒中护理常规

缺血性脑卒中（ischemic stroke）是指由于各种原因引起的脑血管疾病急性发作，造成脑的供应动脉狭窄或闭塞，并引起相应临床症状及体征，多见于 60 岁以上者。根据脑动脉狭窄和闭塞后神经功能障碍的轻重和症状的持续时间，分为三种类型：短暂性脑缺血发作、可逆性缺血性神经功能障碍、完全性脑卒中。

一、术前护理常规

1. 执行外科术前护理常规。

2. 病情观察　密切观察意识、瞳孔、生命体征及血氧饱和度的变化。

3. 患者伴有锁骨下动脉狭窄，遵医嘱测量健侧血压。

4. 意识清醒者，应给予心理护理，解除患者紧张心理。

5. 术前 3~5 日遵医嘱口服阿司匹林 300mg/24h 和氯吡格雷 75mg/24h。观察皮肤黏膜、齿龈、消化道等有无出血倾向。术日晨起遵医嘱将口服药阿司匹林和氯吡格雷一口水送服。

6. 备好手术用参考资料　病历、影像学资料等。

二、术　后　护　理

1. 执行外科术后护理常规。

2. 执行麻醉后护理常规。

3. 执行术后疼痛护理常规。

4. 病情观察

（1）密切观察意识、瞳孔、生命体征及血氧饱和度变化，特别是血压变化，遵医嘱将血压控制在规定范围之内。

（2）注意语言及四肢活动等情况。

（3）注意是否有颅内出血或血管痉挛导致的脑栓塞并发症发生。

（4）遵医嘱给予抗凝治疗，观察皮肤黏膜、牙龈、消化道、二便颜色等有无出血倾向。

（5）注意观察穿刺点有无渗血或皮下血肿及瘀斑，观察足背动脉的搏动情况与肢体皮肤颜色和皮肤温度，有无疼痛、感觉异常，发现问题及时通知医师。

（6）当患者出现头痛、恶心、呕吐、癫痫、意识障碍时，应警惕过度灌注综合征发生，及时通知医生给予对症处理。

（7）部分颈内动脉起始部支架成形术后患者，由于术中刺激颈动脉窦反射性引起低血压及心率减慢，应通知医生，遵医嘱给予阿托品、多巴胺或间羟胺静脉滴注，维持血压于 100~120/60~80mmHg。

（8）患者穿刺侧下肢制动，股动脉穿刺处导管鞘通常于术后 4~6 小时拔除，手法按压 30~40 分钟，确认无出血后，穿刺点局部压迫 6~8 小时，穿刺侧肢体制动 12 小时，卧床 24 小时。如使用股动脉压迫止血器，压迫强度以穿刺部位不出血又可触及足背动脉搏动为宜，每 3 小时松解压迫器旋钮半圈，视具体情况逐步松解，6~8 小时拆除。

5. 体位 患者麻醉清醒后抬高床头 20°~30°，有助于头部静脉回流、减少充血性水肿、降低颅内压。

6. 康复护理

（1）术后肢体运动障碍的患者给予患侧肢体良肢位，鼓励健侧带动患侧肢体活动，并做好心理护理。

（2）术后语言障碍的患者，加强与患者沟通，进行语言功能训练。

7. 健康指导

（1）生活、饮食习惯指导：生活起居规律、保持良好心态；指导患者低盐、低脂、低糖、充足蛋白质和丰富维生素饮食，多吃蔬菜、水果，注意戒烟限酒，做到劳逸结合。

（2）用药指导：遵医嘱按时服用降压药物和抗血管痉挛药物，不可自行减量或者停药。

（3）对于肢体活动不利患者，给予相应的康复指导。

（4）定期复查，如果期间有任何不适应及时前往医院就诊。

（金 奕）

第四节　颅内肿瘤护理常规

颅内肿瘤(intracranial tumors)是神经外科最常见的疾病之一,分为原发和继发两大类。原发性颅内肿瘤可发生于脑组织、脑膜、脑神经、垂体、血管残余胚胎组织等,继发性肿瘤指身体其他部位的恶性肿瘤转移或侵入颅内形成的转移瘤。颅内肿瘤可发生于任何年龄,但以 20~50 岁为最多,儿童以后颅窝及中线肿瘤较多见,主要为髓母细胞瘤、颅咽管瘤及室管膜瘤,成人以大脑半球胶质细胞瘤为最多见,如星形细胞瘤、胶质母细胞瘤,其次为脑膜瘤、垂体瘤及听神经瘤等,老年人以胶质母细胞瘤和转移癌为多。原发性颅内肿瘤发生率无明显性别差异,男稍多于女。其临床表现主要取决于肿瘤生长的部位。

一、术前护理常规

1. 执行外科术前护理常规常规。

2. 病情观察　对于巨大脑膜瘤患者,颅内压增高者,注意观察头痛程度,意识、瞳孔和生命体征变化,防止脑疝发生。

3. 安全护理

(1)有癫痫发作史的患者服药不可中断,注意安全保护,拉好床栏,以防坠床。

(2)对于精神异常的患者应有专人陪护,配有患者信息腕带,不准单独外出。

4. 心理护理　安慰患者,增强患者战胜疾病的信心。

二、术后护理常规

1. 执行外科术后护理常规。

2. 执行麻醉后护理常规。

3. 执行术后疼痛护理常规。

4. 病情观察

(1)术后 24~72 小时内易发生颅内血肿,要密切观察患者的意识,瞳孔及生命体征。保持瘤腔引流管的通畅,动态观察瘤腔引流的量及颜色,以便早期发现有无活动性出血先兆,及时通知医生。

(2)术后 24~48 小时是脑水肿的高峰期,密切观察患者头痛、呕吐等现象,应及时使用脱水药物及激素治疗。

(3)肿瘤位于优势半球者,密切观察患者的语言能力,加强语言功能训练。

（4）肿瘤位于大脑中央前回,矢状窦或大脑镰旁,应注意患者肢体活动情况。

5. 用药护理 肿瘤位于或靠近大脑中央前后区及术前有癫痫发作的患者,术后应继续给予抗癫痫药物治疗,以控制癫痫发作。

6. 体位 较大脑膜瘤切除术后,局部留有较大腔隙时,应禁止患侧卧位,以防脑组织移位。

7. 健康指导

（1）劳逸结合,保持良好的心态。

（2）对有肢体功能障碍和语言障碍患者,做好早期康复指导。

（3）遵医嘱规律服药,定期复查,如有不适应及时前往医院就诊。

（金 奕）

第五节　椎管内肿瘤护理常规

椎管内肿瘤（intraspinal tumor）也称脊髓肿瘤,包括发生于椎管内各种组织如神经根、硬脊膜、血管、脊髓及脂肪组织的原发性和继发性肿瘤。根据肿瘤与脊髓、脊膜的关系分为髓内、髓外硬脊膜下和硬脊膜外肿瘤三类。临床主要症状体征为疼痛、运动障碍与反射异常、感觉障碍、自主神经功能障碍等。椎管内肿瘤可发生在任何年龄,以20~40岁最多见。

一、术前护理常规

1. 执行外科术前护理常规。

2. 病情观察 密切注意呼吸情况,呼吸费力、节律不齐等提示高位颈髓肿瘤,遵医嘱给予氧气吸入。

3. 备皮 全背清洗,上胸段或颈部手术,剃除颈部及枕部毛发。

4. 术前1~2日进流质或半流质饮食,减少粪便形成。术前一日晚清洁灌肠。

二、术后护理常规

1. 执行外科术后护理常规。

2. 执行全身麻醉后护理常规。

3. 执行术后疼痛护理常规。

4. 卧位 平卧或俯侧卧,高颈段手术应用马蹄枕或沙袋固定头部,翻身轻、慢,保持头、颈、躯干一致。睡硬板床以保持脊柱的功能位置。

5. 病情观察

（1）监测生命体征变化：高颈段肿瘤者应注意呼吸情况，必要时行气管插管、气管切开或使用呼吸机。

（2）严密观察有无肢体功能障碍，感觉平面是否上升或下降，如有改变及时通知医生。

6. 伤口及引流护理

（1）注意伤口无菌垫有无渗血及污染，浸湿后及时更换敷料。

（2）观察引流液颜色、量和性质。保持引流管通畅，勿挤压，打折或脱出。

7. 对症护理

（1）马尾部肿瘤患者，常伴有直肠、膀胱括约肌功能障碍，术后应留置尿管。

（2）有便秘者给予缓泻剂，保持会阴部皮肤清洁。

8. 饮食护理　给予高热量、高蛋白、高维生素饮食及多纤维素食物。腰骶部肿瘤术后，肛门排气后方可进少量流质食物，逐渐加量。

9. 并发症的观察与护理

（1）压力性损伤：患者截瘫易发生压力性损伤，保持床单位平整、清洁，保护骨隆突部位，并定时翻身、按摩。

（2）肺感染：及时清除呼吸道分泌物，保持口腔清洁，定时进行雾化吸入。

（3）泌尿系感染：卧床排尿困难者，应定时按摩膀胱，鼓励患者多饮水，留置导尿管者严格无菌操作。

10. 促进康复的护理

（1）协助并指导患者进行功能锻炼，防止肌肉萎缩。

（2）保持肢体良肢位，防止关节强直或足下垂。

11. 健康指导

（1）劳逸结合，保持情绪稳定。

（2）出院时带有颈托、腰托者，指导患者翻身时保持头、颈、躯干一致，以免脊柱扭曲引起损伤。

（3）遵医嘱规律服药，定期复查，如有不适应及时前往医院就诊。

（4）坚持功能锻炼。

（金　奕）

第六节　颅内动脉瘤护理常规

颅内动脉瘤（intracranial aneurysm）是由于颅内局部血管壁异常产生的囊性膨出，主要见于成年人（40~60岁），青少年少见。80%的颅内动脉瘤发生在大脑动脉环（Willis动脉环）的前部及其邻近的动脉主干上，主要症状多由于动脉瘤破裂出血引起,部分是由于瘤体压迫脑血管痉挛及栓塞造成。颅内动脉瘤破裂出血在脑血管意外中居第三位,仅次于脑血栓形成和高血压性脑出血。目前治疗方法以手术治疗为主,主要采用开颅动脉瘤夹闭术和动脉瘤栓塞术,辅以非手术治疗措施。

一、术前护理常规

1. 执行外科术前护理常规。

2. 病情观察

(1)急性期患者需绝对卧床休息,尽量减少家属探视,避免情绪激动,防止动脉瘤再次破裂出血。

(2)密切观察病情变化,及时发现有无动脉瘤破裂出血的症状和体征,发现病情变化及时通知医生,做好记录。

3. 对症护理

(1)当患者出现呕吐症状时,将其头偏向一侧,防止发生误吸导致窒息死亡。

(2)动脉瘤破裂出血造成肢体偏瘫的患者,注意肢体良肢位摆放,并给予生活护理,协助患者翻身,预防患者出现压疮等并发症。

(3)对于出现意识障碍、躁动等患者,应当给予适当的安全护理,避免出现坠床、管路滑脱等不良事件。

二、术后护理常规

1. 执行外科术后护理常规。

2. 执行全身麻醉后护理常规。

3. 执行术后疼痛护理常规。

4. 病情观察

(1)严密监测血压变化,遵医嘱控制血压在适宜范围。

(2)密切观察病情变化,注意患者意识、瞳孔改变,语言及肢体活动情况。

(3)注意是否有颅内出血或血管痉挛导致的脑栓塞并发症发生。

5. 动脉瘤栓塞术术后护理

(1)股动脉穿刺处导管鞘通常于术后4~6小时拔除,手法按压30~40分钟,确认无出血后,穿刺点局部压迫6~8小时,穿刺侧肢体制动12小时,卧床24小时。如使用股动脉压迫止血器,压迫强度以穿刺部位不出血又可触及足背动脉搏动为宜,每3小时松解压迫器旋钮半圈,视具体情况逐步松解,6~8小时拆除。

(2)动脉瘤栓塞术后,注意穿刺部位有无出血、血肿情况,穿刺侧肢体足背动脉的搏动、皮肤颜色及皮肤温度。

（3）遵医嘱给予钙离子拮抗剂，预防脑血管痉挛的发生。一般给予尼莫地平24小时维持静脉点滴，注意避光。

（4）如使用支架辅助动脉瘤栓塞，遵医嘱给予肝素抗凝及抗血小板聚集治疗，并观察有无出血倾向。

6. 动脉瘤夹闭术术后护理

（1）动脉瘤夹闭术后，注意患者头部伤口敷料包扎情况，有无渗血、渗液；头下垫无菌治疗巾，每日更换，有污染时随时更换。

（2）保持各种引流管通畅，位置正确，避免打折、扭曲；观察引流液的颜色、性质、量，妥善固定，预防非计划性拔管。

（3）患者术后如果出现癫痫，应该指导患者遵医嘱按时口服抗癫痫药物。

（4）加强安全护理，保持患者情绪稳定，对躁动患者、意识不清的患者给予适当的约束。

（5）定时翻身，防止压力性损伤发生。

（6）避免相关导致再出血的诱发因素，防止出血及再出血发生，病房环境安静，低光照，减少刺激，以免情绪波动。

7. 单纯颅内动脉瘤未出血患者，栓塞术后24小时可以下床活动。如蛛网膜下腔出血的患者，头痛症状缓解后方可下床活动。

8. 健康指导

（1）生活、饮食习惯指导：生活起居规律、保持良好心态、避免情绪激动；注意戒烟限酒，做到劳逸结合；注意饮食结构合理，保持大便通畅。

（2）用药指导：遵医嘱按时服用降压药物和抗血管痉挛药物，不可自行减量或者停药。

（3）对于肢体活动不利患者，给予相应的康复指导。

（4）定期复查，如果期间有任何不适应及时前往医院就诊。

（金　奕）

第七节　脑脓肿护理常规

脑脓肿（intracerebral abscess）是细菌入侵脑组织引起化脓性炎症，并形成局限性脓肿。根据感染途径不同分为：耳源于脑脓肿，继发于中耳炎、乳突炎；血源性脑脓肿，远离脑部的感染灶，经血行扩散而感染；外伤性脑脓肿，多继发于开放性脑外伤；鼻源性脑脓肿，多继发于鼻窦炎。临床表现为畏寒、发热；颅内压增高，头痛、恶心、呕吐；视神经乳头水肿严重者意识障碍，脉搏慢，展神经麻痹。由于脓肿周围脑组织炎症、水肿，可出现不同程度的脑病灶症状,脓肿若接近脑表面或脑室壁且脓腔壁较薄时,可突然破溃,造成急性化脓性脑膜炎或脑室炎。

一、术前护理常规

1. 执行外科术前护理常规。

2. 病情观察 观察体温、脉搏、呼吸、血压、意识的变化。早期感染侵入颅内,呈持续性高热,遵医嘱给予抗生素,体温过高者给予药物或物理降温。颅内压增高者出现脉搏、血压、意识的改变,应及时观察并记录,预防脑疝。

3. 颅内压增高者,执行颅内压增高护理常规。

4. 饮食护理 给予高维生素、高蛋白、易消化的饮食。

二、术后护理常规

1. 执行外科术后护理常规。

2. 执行全身麻醉后护理常规。

3. 执行术后疼痛护理常规。

4. 病情观察 密切观察患者意识、瞳孔、生命体征、肢体活动变化及有无展神经麻痹、脑病灶症状等,并记录。必要时通知医师,对症处理。

5. 遵医嘱给予抗生素,若出现高热,及时给予药物或物理降温。

6. 脓腔引流护理

(1)根据切开部位取合理卧位,抬高床头 15°~30°,引流瓶(袋)应至少低于脓腔 30cm。

(2)术后 24 小时、创口周围初步形成粘连后可进行囊内冲洗,先用生理盐水缓慢注入腔内,再轻轻抽出,注意不可过分加压,冲洗后注入抗菌药物,然后夹闭引流管 2~4 小时。

(3)脓腔闭合时拔管。继续用脱水剂降低颅内压。患者长期高热,消耗热量明显,应注意加强营养,必要时给予支持疗法。

（金 奕）

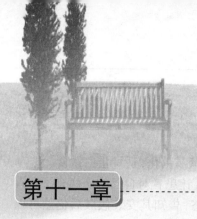

第十一章

骨科常见疾病护理常规

第一节 上肢骨折护理常规

上肢骨折是上肢及上肢带骨的骨连续性中断,以肩胛骨骨折、锁骨骨折、肱骨骨折、尺骨骨折、桡骨骨折等较为常见。病因:直接暴力、间接暴力所致。临床表现:局部疼痛、肿胀、畸形、功能障碍。治疗原则:复位、固定、康复治疗。治疗方法:保守治疗、手术治疗。

一、术前护理常规

1. 执行外科术前护理常规。

2. 体位 患肢以吊带或三角巾悬吊于胸前,屈肘90°,前臂保持中立位,除外肘部骨折伸直位者。练习平卧,以适应术中体位。

二、术后护理常规

1. 执行外科术后护理常规。

2. 执行全身麻醉后护理常规。

3. 执行术后疼痛护理常规。

4. 病情观察

(1)密切观察患者生命体征、意识、神志的变化。

(2)严密观察患肢血运(皮肤颜色、温度)、手指活动及肿胀情况,麻醉消退后注意皮肤感觉。密切观察的同时关注患者主诉。

5. 体位 有效固定,根据手术不同部位安置患肢。卧位时,患肢抬高为主,将患肢摆放在舒适的位置,避免侧卧;立位时以前臂吊带悬吊患肢于胸前,手保持中立位拇指向上,掌心贴于胸壁,避免前臂旋前旋后。使用护具时同样要注意防范压力性损伤的发生。

6. 饮食护理

（1）全麻术后禁食水 6 小时，待患者清醒病情稳定后，进少量温水、流质逐步过渡到半流质、普食。

（2）饮食原则：给予高热量、高维生素、清淡易消化，适量蛋白饮食。

7. 心理护理　介绍相同病种的预后情况，让患者对自己的疾病有了解有期望，截肢患者要帮助其树立积极乐观的心态，告知其安装假肢后仍然可以正常生活，告知家属不得歧视患者。

8. 并发症的观察与护理

（1）神经损伤：主要有桡神经损伤、正中神经损伤、尺神经损伤等。注意评估损伤程度，观察手指活动度，辅以被动的活动，防止手关节僵直粘连，注意观察皮肤感觉，防止骨突部位受压形成压力性损伤。

（2）血管损伤：肱骨干骨折、肘部骨折易合并血管损伤。观察患者生命体征、意识状态，做好监护和记录，尤其注意血压情况，防止发生休克。发现肢体远端有缺血表现，如皮温低、甲床充盈欠佳、桡动脉搏动减弱或消失，应考虑到肱动脉损伤的可能。一旦发生应立即通知医生采取急救措施，进行手术探查修补。

（3）骨筋膜室综合征：表现为"5P"征：苍白、感觉异常、无脉、瘫痪、疼痛。注意观察患肢疼痛、肿胀、温度、颜色、感觉等。发现患者主诉肢体疼痛剧烈并伴有肢体颜色暗紫、肿胀明显、甲床充盈反应差，动脉搏动减弱或消失等表现时，应立即通知医生，解除包扎，抬高患肢。局部禁止按摩、热敷，避免烘烤、加压包扎等处理。严密观察患者生命体征变化，及早发现，及早手术切开减张。

（4）关节僵直：尽早的遵医嘱帮助指导患者进行功能锻炼。

（5）缺血性肌挛缩：是骨筋膜室综合征处理不当的严重后果，要及时发现，及早处理。

（6）深静脉血栓：多见于肩关节周围骨折及肱骨干骨折后，出现锁骨下静脉、肱静脉血栓，有部分患者也可出现下肢静脉血栓。应随时观察患肢肿胀情况，以及有无下肢的肿胀不适，监测皮温，如患者有不适主诉或出现相应症状应及时通知医生，并协助做相关检查。

（7）骨折延迟愈合或不愈合：正确使用前臂吊带，尤其是站立位时，必须将吊带托板处托住肘关节，坚持功能锻炼，特别是肌肉的收缩练习，强有力的肌肉力量可以帮助骨折部位愈合。注意饮食补钙，做户外运动，晒太阳。

9. 安全管理，防止跌倒坠床。协助患者完成生活需求，指导其完成力所能及的活动。（截肢患者要鼓励其进行健肢活动）

10. 健康指导

（1）功能锻炼：遵循循序渐进的原则，并遵医嘱进行。活动范围由小到大，由远及近，由被动到主动，强度由弱到强，次数由少到多，时间由短到长。前提是患者自觉不疲劳不疼痛或轻度疼痛。

1）肩关节及周围骨折术后：麻醉恢复后即可以开始握拳练习。24~72小时可进行腕关节的伸屈。3日后可以进行肘部伸屈练习。术后2~3周可以进行肩部的前屈后伸运动。术后4~6周可进行全面肩关节运动。关节活动范围的练习必须与肌力练习同步进行，以避免关节柔软不稳定导致损伤性关节炎的形成。

2）肱骨干骨折术后：麻醉恢复后即可以开始握拳练习，术后第1日即可开始腕部的伸屈练习，同时进行前臂肌肉的等长收缩。术后1周练习耸肩。术后2周进行肘关节的伸屈练习。术后4~6周增加活动范围，做全上肢运动，包括关节、肌肉的运动，如爬墙、双手举棍、肩部环形运动等。骨折愈合前禁止进行上臂的旋转动作。

3）肘部损伤术后：麻醉恢复后即指导患者用力握拳、伸开，以训练指间关节和掌指关节活动，同时指导患者进行上臂肌肉等长收缩。术后第2日，指导患者进行站立位的肩部摆动和腕关节的主动屈伸练习。术后3日，可行肘关节伸屈运动，动作缓慢，活动幅度及次数逐渐增加。进入恢复期后系统进行肘关节屈伸，前臂旋转和肌力练习，运动以患者的耐受情况而定。

4）前臂及腕骨折术后：麻醉恢复后即开始握拳、手指活动。1周左右开始练习腕关节，肘关节功能，但不可以前臂内旋，外旋运动。2~3周左右，可做患肢"小云手"锻炼。3周后，可做"大云手"锻炼。7周后，解除外固定即可练习"反转手"。

5）截肢术后：训练残肢肌肉的收缩、舒张以及关节的伸屈活动，注意残端皮肤的磨练，为安装义肢做准备。

（2）出院指导：遵医嘱进行功能锻炼，按时服药，促进骨折愈合。劳逸结合，从事力所能及的工作。生活有规律，戒烟限酒。保持愉悦心情。定期复查。

（谢　菲　康晋梅）

第二节　断指再植护理常规

断指再植是对完全离断或不完全离断的手指采用清创、血管吻合、骨骼固定、修复肌腱及神经等一系列手术，将手指重新缝合回原位，使其完全成活并恢复大部分功能。病因：临床上任何原因引起的手指的连续性中断或大部分中断均可称为断指。分类：完全离断和不完全离断。治疗原则：预防感染、解痉、抗凝、扩容治疗。术后患者的配合和细致的观察及护理对手指的成活至关重要。

一、术前护理常规

1. 执行外科术前护理常规。

2. 妥善保管离断手指，冰块降温干燥保存。

3. 心理护理 患者均为意外伤害造成手指离断，普遍存在焦虑、紧张、恐惧心理，护士应主动安慰，讲解术中配合要点，缓解其焦虑、紧张、恐惧情绪，配合手术顺利完成。

4. 协助医生处理其他合并伤，遵医嘱建立静脉通路，给予扩容、预防感染药物及破伤风类毒素注射治疗。

二、术后护理常规

1. 执行外科术后护理常规。

2. 执行全身麻醉后护理常规。

3. 执行术后疼痛护理常规。

4. 病情观察 严密观察再植手指血液循环情况，包括皮肤温度、颜色、肿胀程度及毛细血管充盈、切口渗血情况，并注意与健侧对比，详细记录。如有异常及时通知医生。

5. 体位 术后给予仰卧位，上肢垫抬高患肢15cm左右。

6. 专科护理 患手给予烤灯持续照射。卧床10~14日。患肢制动。禁止吸烟。遵医嘱给予预防感染、解痉、抗凝、扩容治疗。

7. 饮食 给予适量蛋白质、易消化、无刺激、温热食物。多吃蔬菜、水果，多饮水，保持大便通畅。

8. 心理护理 患者由于需绝对卧床10~14日，并担心再植手指能否成活，易焦虑、紧张。因此应及时给予心理疏导，告知患者一些应注意需配合的事项，鼓励患者战胜疾病，使其保持稳定情绪，积极配合治疗。

9. 并发症的观察与护理

（1）再植手指坏死：术后密切观察再植手指的血运变化。疼痛、情绪激动、剧烈活动、吸烟、寒冷刺激等可造成动脉危象，当再植手指出现颜色苍白、皮温下降、指腹欠饱满、毛细血管充盈不明显时，应考虑到动脉危象，即刻通知医生给予相应处理。当再植手指出现颜色紫红、皮温下降、肿胀、毛细血管充盈加快时，应考虑到静脉危象。动静脉危象如不给予及时处理，继续发展会导致再植手指坏死。

（2）中毒性休克：除严密观察有无一般休克征象以外，还应注意观察有无神志改变和神经系统体征。若发生中毒性休克而危及患者生命时，应及时截除再植的肢体。

（3）急性肾衰竭：是再植术后极其严重的并发症，可导致患者死亡。严密观察患者尿量，测定尿比重，详细记录液体出入量，及时通知医生予以处理。同时严密观察患者神志，有无水肿、心律失常、恶心呕吐、皮肤瘙痒等尿毒症症状。

（4）便秘：断指再植患者由于长时间卧床、使用防止痉挛的药物容易造成便秘，并且排便时过度用力可引起血管痉挛。除指导患者多食蔬菜、多饮水外，可常规给予润肠药物口服，必要时给予开塞露外用。

10. 健康指导

（1）功能锻炼：指导患者床上主动练习健侧上肢及双下肢的屈伸活动。患侧肢体手术后10日可进行肩关节上举、旋转，肘关节屈伸，患手健指屈伸运动，循序渐进。再植手指需4~6周后根据医嘱进行主、被动屈伸运动。

（2）出院指导：遵医嘱定期复查，预防外伤，循序渐进进行功能锻炼。

（谢　菲）

第三节　髋关节周围骨折护理常规

髋关节周围骨折：包括股骨颈骨折、转子间骨折、转子下骨折、股骨头骨折等。临床多见于老年人，由于骨质疏松，轻微的外伤即可造成上述骨折。临床表现：损伤髋部后有自发疼痛，囊外骨折移位时可有肿胀压痛；囊内骨折肿胀不明显，腹股沟压痛。患肢有轻度屈髋屈膝及外旋和短缩畸形，叩击患肢足跟或大粗隆处患部疼痛。骨折移位患者不能起坐站立，患肢活动时疼痛剧烈，下肢短缩畸形，功能障碍。股骨颈骨折无移位或嵌插稳定性骨折，患者可走路或骑自行车，故不能疏忽。治疗原则：手术治疗和非手术治疗。手术方法：人工全髋关节置换术，转子间骨折切开复位内固定术，股骨颈骨折空心钉内固定术。

一、术前护理常规

1. 执行外科术前护理常规。

2. 牵引患者执行牵引护理常规。

3. **体位训练**　平卧位或半卧位，患肢呈外展中立位。指导下肢肌肉锻炼方法，足背伸训练：仰卧，最大限度地伸直足部，停顿，然后屈曲踝关节，停顿，再重复；股四头肌等长收缩；膝关节尽量伸直，大腿前方的股四头肌收缩，踝关节尽量背伸。

4. 患者因体位不习惯而导致尿潴留和便秘,故应训练床上排便。注意放置便盆时,臀部抬起,避免患肢的外旋和内收动作。

二、术后护理常规

1. 执行外科术后护理常规。

2. 执行全身麻醉后护理常规。

3. 执行术后疼痛护理常规。

4. 病情观察

(1)观察切口渗血情况:高龄患者一般情况较差,合并内科系统疾病较多,平时口服药物多,大出血的可能性大,另外切口内结扎血管也容易破裂。因此,如有渗出异常及时通知医生处理。

(2)肢端血运的观察:术后患肢以弹力绷带或弹力袜加压包扎,注意患肢肢端血运,观察外露足趾趾端皮肤颜色、温度、感觉及运动情况,防止包扎过紧引起肢端血液供应障碍。

5. 体位 术后平卧,患肢保持外展 20°~30° 中立位,转子间骨折切开复位内固定术后,患肢用下肢垫垫起,膝关节屈曲 15°~20°,避免患肢内收、外旋。人工关节置换术后患者,双腿中间给予梯形垫。

6. 饮食 术后 6 小时后进少量温水、流质逐步过渡到半流质、普食,宜清淡易消化,高营养高蛋白、高维生素含钙食物。

7. 并发症的观察与护理

(1)假体脱位:术后应保持患肢外展中立位,指导患者翻身时双腿之间放置梯形垫,嘱患者保持髋关节姿势正确,严格按医嘱进行功能锻炼及活动,不能将双腿在膝部交叉放置,不能坐小矮凳、不能蹲、不能盘腿。

(2)下肢深静脉血栓:卧床期间进行下肢肢体的主动或被动功能锻炼,如膝、踝、趾关节的伸屈活动,股四头肌等长收缩。

(3)假体松动:遵医嘱综合、规律、长期和系统应用抗骨质疏松药物预防或治疗骨质疏松。控制体重,达到部分减少磨损的目的。日常生活、活动等参照健康指导。

(4)脂肪栓塞:如出现呼吸困难、呼吸节律增快、心率加速、神志恍惚、皮肤有出血点等情况时,立即通知医生。

(5)假体周围感染:去除各种显性及隐性炎性病灶,如坏死的牙根、疖肿,控制血糖,积极预防感冒及炎性症状等。

(6)血管及神经损伤:观察足背动脉搏动有无减弱及有无神经损伤的相应症状。患者双下肢感觉、运动有无异常,如出现麻木胀痛等不适,立即报告医生,采取相应处理。

（7）关节僵直:尽早、有效地进行踝关节及屈膝锻炼（髋关节屈曲不要超过90°），循序渐进。

8. 健康指导

（1）股骨颈骨折空心钉固定术后:在骨折尚未愈合之前,防止髋关节内收,术后3个月内做到不盘腿、不侧卧、不下床。坚持功能锻炼,活动幅度和力量要循序渐进。术后麻醉消退后即可半卧位休息,早期行足趾与踝关节的主动伸屈、旋转活动,股四头肌等长收缩等练习,术后需穿防旋鞋,避免由于骨折端旋转而影响骨折的稳定性。术后第三日开始在保持股骨不旋转、不内收情况下行髋与膝关节主动屈伸活动,以防止肌肉萎缩,关节僵直。6周内避免髋关节被动锻炼,髋关节屈曲不要超过90°,仍不宜做髋关节内收和外旋运动。依据复查X线片骨折愈合情况,术后2~3个月逐步扶拐下床锻炼,3个月内不完全负重。

（2）股骨转子间骨折内固定术后:不负重、不侧卧、不盘腿。坚持功能锻炼,活动幅度和力量要循序渐进。术后麻醉消退后即可半卧位休息,早期行足趾与踝关节的主动伸屈、旋转活动,股四头肌等长收缩等练习。术后行髋与膝关节主动屈伸活动,以防止肌肉萎缩,关节僵直。术后第三日开始,在保持股骨不旋转、不内收的情况下行髋与膝关节的主动屈伸运动:将腿慢慢抬起至适当高度停留5~10秒,然后慢慢放下,如此反复。但注意术后6周避免髋关节被动锻炼,且髋关节屈曲应<90°,不宜做髋关节内收和外旋运动。依据复查X线片骨折愈合情况,于门诊复查时允许下床后逐步扶拐下床锻炼,在此之前禁止下床负重。

（3）人工全髋关节置换术后:术后早期特别是麻醉未清醒时,极易发生假体脱位,搬运患者或翻身时特别要注意保持患肢外展位。若发现患肢缩短、内旋、内收等髋脱位征象,应立即通知医师。术后1~2日指导患者做股四头肌等肌肉锻炼,根据病情可嘱患者坐卧交替活动,3~4日可逐步扶助行器下床活动,患肢先不负重以后逐渐负重。开始下床时应注意保护。上床休息时屈髋20°、屈膝30°左右,抬高患肢,促进静脉回流,减轻肿胀。嘱患者3~6个月内避免髋关节过量活动,活动度<90°。

（4）做好钙剂的服药指导。

（5）定期复查:术后一个月、三个月、半年、一年复查,如出现切口红肿、发热、患肢部位持续疼痛,应立即返院。

（赵慧雯　李　娜）

第四节 骨盆骨折护理常规

骨盆骨折多由直接暴力挤压骨盆所致，导致骨盆壁的一处或多处连续性断裂，多伴有合并症和多发伤。病因：交通事故、意外摔倒、高处坠落等严重外伤史，尤其是骨盆受挤压的外伤史。临床表现：血压下降、休克、下肢感觉和运动障碍、局部肿胀、畸形、压痛、骨盆反常活动、会阴部瘀斑、肢体不对称、骨盆分离试验和骨盆挤压试验阳性。治疗原则：首先处理休克和各种危及生命的腹腔、盆腔合并损伤，再处理骨折。稳定性骨盆骨折可行非手术治疗，不稳定性骨盆骨折可行骨盆外固定架固定或骨盆切开复位钢板内固定手术治疗。

一、术前护理常规

1. 执行外科术前护理常规。

2. 了解有无手术禁忌证，完善影像学检查，了解骨折的具体位置、类型、骨折周围情况。

3. 心理护理 骨盆骨折患者多为车祸或高处坠落致伤，凡需住院患者损伤都较重，有时还合并有并发症。因此，应加强心理护理，安慰患者、耐心解释、介绍成功病例、倾听诉说、消除顾虑和恐惧，使患者增强治愈的信心。

4. 骨牵引治疗患者，执行牵引护理常规。

二、术后护理常规

1. 执行外科术后护理常规。

2. 执行全身麻醉后护理常规。

3. 执行术后疼痛护理常规。

4. 病情观察 观察双下肢运动、感觉有无异常，发现异常及时报告医生，并协助处理，做好重症记录。

5. 体位 术后取去枕平卧位 6 小时，尽量避免搬动，如需交接班或皮肤护理时应多人合力平抬起患者，时间宜短，并注意预防引流管脱落。

6. 饮食 全麻术后 6 小时完全清醒病情稳定后可进少量温水或流质，以后逐步过渡到半流质、普食，宜清淡易消化、高营养、高蛋白、高维生素、含钙丰富的食物。多吃含粗纤维果胶成分较多的蔬菜、水果，预防便秘。

7. 心理护理 因骨盆骨折创伤程度严重，病程较长，不同程度不同类型骨盆骨折预后有一定差异且术后康复锻炼很辛苦，故患者易焦虑、急躁，予以正确疏导解释，给予鼓励，增强信心，以良好的心态积极配合后续治疗。

8. 并发症的观察与处理

（1）血管及神经损伤：观察足背动脉搏动有无减弱及有无神经损伤的相应症状。患者双下肢感觉、运动有无异常、麻木胀痛等；或出现腹痛、腹胀、肠鸣音减弱及腹肌紧张等腹膜刺激症状甚至休克症状，立即通知医生做好相应处理。注意腹膜后血肿、腰骶神经丛和坐骨神经损伤。

（2）盆腔内脏器损伤：包括膀胱、后尿道与直肠损伤。密切观察有无血尿、尿道口滴血，排尿困难或无尿等情况。引流尿液，保持引流管、造口管通畅。直肠破裂如发生在腹膜返折以上可引起弥漫性腹膜炎，如在返折以下，则可导致直肠周围感染。

（3）脂肪栓塞：如出现呼吸困难、呼吸节律增快、心率加速、神志恍惚、皮肤有出血点等情况时立即通知医生。

（4）血栓：观察患者双下肢肿胀程度、皮肤颜色、温度、活动和感觉，防止下肢静脉血栓形成可给予防血栓药物、压力抗栓泵、指导患者功能锻炼等措施。

9. 健康指导

（1）功能锻炼：骨盆骨折患者的功能锻炼对恢复及预后极为重要，功能锻炼方法依骨折程度而异。①术后当日麻醉消退后即可做足趾活动及踝关节背伸及跖屈活动，以促进静脉回流；②术后第2~3日即可开始练习股四头肌收缩与舒张，以预防肌肉萎缩，每日2~3次，每次15~30分钟；③术后2周可进行膝关节屈伸练习，度数由小到大，循序渐进，主动运动与被动运动相结合，以预防关节僵硬；④术后10~12周可适当下床扶拐站立行走，勿负重。

（2）做好消肿、止疼、补钙、防血栓等药物的用药指导。

（3）定期复查：出院后分别于半个月、一个月、三个月、半年、一年到医院复查，如出现切口红肿发热、骨折处疼痛、患肢肿胀程度加重等症状严重影响肢体功能，应立即返院。

（赵慧雯）

第五节 下肢骨折护理常规

下肢骨折是下肢及下肢带骨的骨连续性中断，以股骨干骨折和胫腓骨骨折较为常见。病因：由直接暴力或间接暴力所致。直接暴力如撞击、挤压等，间接暴力如杠杆作用、扭转作用、由高处跌落等。临床表现：局部疼痛、肿胀、畸形和压痛明显，活动障碍，远端肢体异常扭曲，出现反常活动、骨擦音。治疗原则：恢复肢体长度，保持良好的力线，消除任何的旋转畸形。治疗方法：

手术治疗。手术方法：股骨干骨折切开复位内固定术，胫腓骨骨折切开复位内固定术。

一、术前护理常规

1. 执行外科术前护理常规。
2. 病情观察 密切观察局部肿胀程度、肢端感觉、活动、血运变化及疼痛情况。
3. 需行牵引者执行牵引护理常规。

二、术后护理常规

1. 执行外科术后护理常规。
2. 执行全身麻醉后护理常规。
3. 执行术后疼痛护理常规。
4. 病情观察 观察手术肢体肢端血液循环、感觉运动等情况。
5. 体位 指导患者保持功能位，患肢佩戴下肢外固定支具，患肢抬高30°，外展15°，膝关节屈曲20°，踝关节背伸90°，足尖向上，在患侧肢体下垫适当厚度的软垫，减轻疼痛。
6. 饮食 视病情鼓励患者摄取高蛋白、高热量、高维生素及高钙易消化饮食，增强营养。
7. 心理护理 由于下肢骨折患者活动受限，卧床时间相对较长且担心肢体功能能否恢复，因此多情绪低落易怒，应多开导患者，并取得家属的支持，适时鼓励，提高患者治疗的积极性。
8. 并发症的观察与护理
（1）小腿骨筋膜室综合征：密切观察患肢血运、感觉、活动及肿胀情况，发现异常及时处理。
（2）神经损伤：如患肢出现垂足畸形、关节不能背伸、足背感觉消失等，提示腓总神经损伤，及时通知医生处理。
（3）警惕肢体失用性萎缩和关节僵硬等。
（4）下肢深静脉血栓：术后指导患者早期床上运动。每日进行有规律的功能锻炼，如股四头肌等长收缩，各关节的全范围活动；定期复查血小板，血液处于高凝状态的患者，遵医嘱酌情服用小剂量抗凝药。
9. 健康指导
（1）功能锻炼：术后当日即可做肌肉的静力收缩或舒张，每日2~3次，每次15~30分钟，术后2~3日锻炼膝关节屈曲80°，踝关节伸屈活动；术后第2日即可开始练习股四头肌等长收缩锻炼，以促进局部血液循环，防止肌肉萎缩、关节僵硬,循序渐进进行功能锻炼。

（2）室内经常通风,保持空气清新;鼓励到户外活动,多晒太阳,讲究个人卫生,防止感冒。

（3）合理膳食、补充含钙饮食、保证营养、避免体重过度增加。

（4）定期复查:出院后一个月、三个月、六个月需要复查X线片,视病情决定负重及取出内固定时间。

（康晋梅　李　娜）

第六节　膝部损伤护理常规

膝部损伤是由外力引起的膝部骨与关节伤病。分类:韧带损伤(前交叉韧带、后交叉韧带、内侧副韧带、外侧副韧带),半月板损伤,甚至骨折、脱位(髌骨脱位、膝关节脱位)。病因:直接暴力或间接暴力。临床表现:局部可出现疼痛、肿胀、畸形、骨擦音。韧带损伤可出现疼痛、肿胀、关节不稳、膝屈伸受限,损伤部位压痛,合并关节积血的浮髌试验阳性。治疗原则:骨折移位、膝关节单一韧带断裂和韧带复合损伤早期手术治疗效果佳。手术方法:关节镜探查韧带重建术,髌骨骨折切开复位钢丝张力带内固定术。

一、术前护理常规

1. 执行外科术前护理常规。

2. 膝关节内张力性渗出可使疼痛加剧,必要时要进行抽吸或紧急外科减压。

3. 膝关节周围给予冷敷。

4. 有外固定支具固定的患者,执行外固定护理常规。

5. 抬高患肢,严禁肢体外旋,如为内侧平台骨折,尽量使其膝关节轻度外翻位;外侧平台骨折,尽量使其膝关节轻度内翻位。腘动脉损伤血管吻合术后给予屈膝位。

6. 病情观察

（1）密切观察患肢末梢血液循环(皮肤颜色、温度、肢体肿胀)、感觉、运动、足背动脉及胫后动脉搏动情况。

（2）胫骨平台骨折警惕并发腘动脉损伤、腓总神经损伤(踝背伸、踇背伸障碍)、骨筋膜室综合征(5P征即疼痛、苍白、感觉异常、无脉、麻痹,尤以被动牵拉痛是早期诊断的重要依据)和韧带损伤,一旦出现上述并发症,应立即报告医生,并做出紧急处理。

127

二、术后护理常规

1. 执行外科术后护理常规。

2. 执行全身麻醉后护理常规。

3. 执行术后疼痛护理常规。

4. 病情观察 密切观察患肢末梢血运,肢体肿胀程度,皮肤色泽、温度、足趾活动、感觉等,出现异常及时通知医生给予及时治疗。早期给予冰敷,患膝冰袋外敷每小时更换一次,减少疼痛及出血。冰敷期间须正确冰袋使用,密切观察局部皮肤血运,避免冻伤。

5. 体位 抬高患肢高于心脏水平,利于静脉回流,减轻肿胀。患肢伸膝位支具固定,应选择合适的外固定支具(上界:不能卡压腹股沟,下界:踝关节跖屈时不卡磨足跟),固定松紧以容纳一指为宜。膝关节脱位术后患肢伸膝位支具固定3个月,后交叉韧带重建、膝关节脱位术后患肢外固定,支具内于小腿后方加衬垫防止胫骨后沉。

6. 饮食 给予高蛋白、高维生素、粗纤维含钙食物。

7. 心理护理 患者卧床时间长,术后功能锻炼疼痛明显,针对上述情况,给予正确的心理疏导。将护理要点、锻炼方法、预期效果详细说明,使患者以良好的心态配合,达到满意效果。

8. 并发症的观察与护理

(1)下肢深静脉血栓:观察下肢(尤其小腿)有无肿胀、发红、疼痛等,出现异常及时通知医生,必要时行下肢静脉多普勒检查。预防:踝泵锻炼,给予压力抗栓泵,促进下肢血液回流。

(2)感染:密切监测体温、切口、呼吸系统和泌尿系统的变化,出现异常及时通知医生。

(3)关节僵直:病情允许情况下,尽早、有效的屈膝锻炼,循序渐进。

(4)韧带松弛:行直腿抬高锻炼时须在开始抬腿之前,将大腿前方和后方的肌肉绷紧,使得整个腿部在肌肉的保护下形成一个整体,膝关节要确保完全伸直,然后再将腿抬起,这样可以防止重建的韧带损伤。

(5)髌骨骨折术后可出现创伤性关节炎、骨折畸形愈合、延迟愈合或骨不连等并发症。

9. 健康指导 手术麻醉消退后即可进行踝背伸、股四头肌等长收缩等活动。

(1)髌骨骨折术后3~5日开始进行屈膝锻炼,并逐渐增加膝关节伸展活动度、幅度,次数以不感到疲劳为好。

(2)胫骨平台骨折患肢功能锻炼应本着早活动、晚负重的原则,循序渐进,持之以恒。进行扶拐下床不负重活动，随着骨折愈合的强度增加逐步增加肢体负重，并以小腿负重进行直腿抬高，以加强股四头肌肌力，增加膝关节的稳定性。下床时应有支具保护，防止摔倒造成再次损伤。

（3）股骨髁间骨折继续加强膝关节的功能锻炼，活动范围应由小到大，循序渐进，且不可操之过急。

（4）关节镜下韧带重建术后，患者还需要：①拔除引流管后可尝试直腿抬高练习；②前交叉韧带重建术后 1 日 ~1 周，行髌骨松动练习，向每方向推动髌股 10 次，每日 3 组；③腘绳肌（大腿后侧肌群）等长练习——患肢用力下压膝关节下的垫枕（垫枕的高度＜5cm），大腿后侧肌肉收缩及放松，交替持续 5~10 秒，＞500 次 /24 小时；④术后 3 日扶拐下床站立，患肢应在支具保护下，扶双拐，不负重；⑤术后第 3 周或遵医嘱行被动屈膝 30° 练习。屈膝和负重须严格执行康复计划。

（5）膝关节脱位患者康复计划：应循序渐进，区分急性期和陈旧病例，控制活动度进度和最大屈膝角度。3 个月内禁忌腘绳肌主动收缩屈膝，避免外旋、盘腿、侧压等动作。术后 3 个月开始部分负重，术后 4 个月完全负重。

（6）定期门诊复查：出院后每周到院复查。

（赵慧雯 李 娜）

第七节 足踝部骨折护理常规

足踝部损伤是机体常见的一种损伤，可有多种的损伤机制和骨折模式，常见于交通事故，坠落伤，运动的损伤，生产事故以及单纯的损伤。病因：直接暴力、间接暴力所致。分类：距骨骨折、Lisfranc 损伤、距骨骨折、踝关节骨折、跟骨骨折、Pilon 骨折、跟腱损伤等。临床表现：主要以局部压痛、肿胀、活动障碍为主，伴有皮下瘀血、畸形、关节脱位。治疗方法：手术治疗。手术方法：踝关节骨折切开复位内固定术。

一、术前护理常规

1. 执行外科术前护理常规。

2. 病情观察 密切观察患侧肢体血液循环和肿胀程度，疼痛，皮肤颜色及温度，足背动脉搏动情况，警惕骨筋膜室综合征的发生。

3. 体位 跟腱手术的患者术前练习俯卧位，适应术中体位，避免不适。

4. 功能锻炼指导 股四头肌收缩，足趾及膝关节主动屈伸练习。

二、术后护理常规

1. 执行外科术后护理常规。

2. 执行相关麻醉后护理常规。

3. 执行术后疼痛护理常规。

4. 病情观察 观察患肢血液循环，足趾活动度，足背动脉搏动情况，如有异常及时通知医生处理。

5. 体位 抬高患肢，高于心脏水平（20~30cm），有利于减轻患肢的肿胀。

6. 功能锻炼

（1）术后第一日即鼓励并指导患者做患肢足趾主动伸屈，下肢肌肉等张力收缩活动，每日3~4次，每次15~30分钟，随时间的延长可适当增加运动量。

（2）术后4~6周，可由踝关节被动跖屈向主动活动过渡，禁止内外翻运动，每日3次，每次10~15分钟。

（3）术后6~12周，在医生的指导下扶双拐下床，由不负重逐步过渡到部分负重的练习。

（4）术后12周，行X线检查，在骨折愈合良好基础上进行负重行走练习。

（5）正确使用拐杖，协助患者选择合适的拐杖并调节好高度，指导患者正确的挂拐步态，练习时注意患者安全，及早发现患者错误的站立和行走姿势，及时纠正。患者直立站稳无不适，下肢肌肉收缩有力，踝关节背伸，抬高足不发颤时，即可让患者开始离床扶双拐练习行走。

7. 并发症的观察与处理

（1）骨筋膜室综合征：了解损伤机制，5P征的观察，及时对症处理，必要时切开减张VSD引流术。

（2）下肢深静脉血栓：患肢抬高，尽早功能锻炼，主动屈伸及被动活动相结合，预防性使用足底泵及药物，合理膳食，多饮水，戒烟酒。

（3）关节僵直：病情允许情况下，尽早、有效地进行功能锻炼，循序渐进。

（4）防止创伤性关节炎、骨折不愈合、愈合畸形等并发症的发生。

8. 健康指导

（1）保持心情愉快，规律作息，合理膳食，增加富含钙质的食物，促进骨折愈合。

（2）居室宜通风干燥，关节部位注意保暖。戒烟酒，避免骨折愈合不良。

（3）坚持肢体功能锻炼，劳逸结合，严格遵医嘱进行负重活动。

（4）户外活动，鞋子应舒适防滑，避免在凹凸不平或过滑的地面上行走。

（5）定期复查。

（康晋梅 李 娜）

第八节　椎间盘突出症护理常规

椎间盘突出症是椎间盘各部位(髓核、纤维环及软骨板)尤其是髓核,不同程度的退行性改变后,在外力的作用下突向后方或椎管内,致使相邻组织遭受刺激或压迫而出现的一系列临床症状。病因:退行性改变、损伤、遗传因素、腰骶先天异常。诱发因素:腹压增高、姿势不正确、突然负重、妊娠、受寒和潮湿。分型:膨隆型、突出型、脱垂游离型、Schmorl 结节。分类:颈椎间盘突出症、胸椎间盘突出症、腰椎间盘突出症。临床表现:全瘫或截瘫、疼痛、活动受限、下肢放射痛、马尾神经症状等。治疗原则:凡保守治疗无效或保守治疗有效但经常反复发作疼痛剧烈者,需手术治疗。手术方法:腰椎后路减压术。

一、术前护理常规

1. 执行外科术前护理常规。

2. 体位训练　以适应术中体位要求。具体做法:指导患者俯卧位,腹部下垫软枕,调整呼吸,保持脊柱水平,术前三日开始,2 小时 / 次,2 次 /24 小时。

3. 配合训练　配合护士进行轴线翻身练习,使其体会动作要领。

二、术后护理常规

1. 执行外科术后护理常规。

2. 执行全身麻醉后护理常规。

3. 执行术后疼痛护理常规。

4. 病情观察　密切观察四肢运动、感觉有无异常,早发现、早报告、早处治。

5. 体位　术后去枕平卧 6 小时后每 2 小时轴线翻身一次,平卧及左右侧卧位交替,保持脊柱水平,以硬床为宜。

6. 饮食　全麻术后 6 小时完全清醒,病情稳定后可进少量温水、流质逐步过渡到半流质、普食,宜清淡易消化,高营养、高蛋白、高维生素含钙食物。

7. 心理护理　患者因腰腿痛病程长,易焦虑,急躁,易怒,对手术希望值较高,担心截瘫等情绪,针对这种状态,予以正确疏导解释,将护理要点、康复过程、锻炼方法详细说明,给予鼓励,增强信心,以良好的心态配合治疗。

8. 并发症的观察与护理

(1)脊髓损伤:术后 72 小时严密观察患者双下肢感觉、运动、深浅反射,若出现活动障碍、自觉麻木胀痛等不适,立即报告医生,采取相应处理。

（2）椎间隙感染：术后最严重并发症，表现为腰腿抽筋样疼痛、高热、白细胞升高，及时报告医生，予相应处理措施。

（3）腹膜后血肿：询问患者主诉，是否有腰痛或切口疼痛。密切观察双下肢及会阴部感觉，有异常情况及时汇报处理。

（4）神经根或马尾神经粘连：除术中有效的止血外，督促患者加强术后的功能锻炼。

（5）脑脊液漏：保持引流管通畅，密切观察引流液颜色、性质和量，发现异常立即通知医生。

9. 健康指导

（1）功能锻炼：①术后 6 小时即指导进行握拳、足背伸、趾屈及股四头肌收缩练习；②术后第二日双上肢伸展及直腿抬高练习（30°开始，每个动作保持 3~5 秒，20 次 / 组，5 组 /24 小时）；③术后 7 日后根据病情遵医嘱指导练习"五点支撑"、"飞燕式"（20~40 秒 / 次，3~4 次 /24 小时）。

（2）做好神经营养、消除神经根水肿等药物的用药指导。

（3）活动时必须佩戴颈托或腰围并连续佩戴腰围 3 个月以上，避免提重物，不可弯腰拾物，劳逸结合，适量运动。

（4）定期复查：出院后分别于三个月、半年、一年到医院复查，如出现以下症状立即返院：切口红肿、发热、下肢麻木无力、手术部位剧烈疼痛。

（谢　菲　李　娜）

第九节　脊髓损伤护理常规

脊髓损伤是指由于外界直接或间接因素导致的脊髓损伤，在损害的相应节段出现各种运动、感觉和括约肌功能障碍，肌张力异常及病理反射等的相应改变。病因：外伤性及非外伤性脊髓损伤。分类：闭合性及开放性。临床表现：感觉和运动障碍、呼吸困难、括约肌功能障碍、脊髓出血、水肿、截瘫、全瘫。治疗原则：尽早去除压迫、恢复脊柱稳定性、手术治疗及积极有效的功能锻炼。手术方法：颈椎后路减压术。

一、术前护理常规

1. 执行外科术前护理常规。

2. 心理护理　脊髓损伤后患者会出现肢体瘫痪，失去独立生活的能力，表现出不同程度紧张焦虑，通过语言交流，使其正确认识疾病程度，尊重患者人格，多鼓励表扬以培养积极乐观情绪，配合治疗。

3. 牵引护理（颈脊髓损伤）

（1）枕颌带位置正确,接触面部及枕后皮肤部位注意预防压力性溃疡。

（2）头环牵引患者,头部牵引点均衡受力,牵引眼保持干燥、定期消毒。

（3）牵引治疗期间,牵引绳固定牢固,避免摩擦,牵引重量遵医嘱,不得随意增减。

（4）密切观察牵引期间呼吸变化,避免窒息。

（5）按时皮肤护理,采取轴线翻身,保持脊椎水平。

4. 术前训练

（1）呼吸训练(截瘫患者):①以呼吸操形式辅助患者深呼吸训练,将腹式呼吸与缩唇呼吸及肢体运动相结合;②方法:先深呼吸 3~5 次后深吸一口气,憋气 1~3 秒,张口,腹肌用力,分三次将气呼出,肩部保持不动,3 次 /24 小时,5~10 分 / 次。

（2）气管推移训练(行颈椎前路手术患者):①因术中对气管的牵拉,易出现呼吸受阻及急性喉头水肿,所以术前必须进行此训练;②方法:四指并拢将气管向非手术切口侧推移,使气管和食管推移过正中线,力量适中,术前 3 日开始,第一日训练 1~2 分 / 次;第二日训练 5 分 / 次;第三日训练 10 分 / 次,均 3 次 /24 小时。

（3）体位训练(后路手术患者):①以适应术中体位要求;②方法:指导患者俯卧位,腹部下垫软枕,调整呼吸,保持脊柱水平,术前三日开始,2 小时 / 次,2 次 /24 小时。

5. 完善影像学检查　了解有无手术禁忌证,了解脊髓损伤的节段、类型、受压程度。

6. 配合训练　配合护士进行轴向翻身练习,使其体会动作要领。

二、术后护理常规

1. 执行外科术后护理常规。

2. 执行全身麻醉后护理常规。

3. 执行术后疼痛护理常规。

4. 病情观察　颈椎前路患者严密观察呼吸变化,防止因喉头水肿及切口血肿形成后压迫呼吸道,造成呼吸困难,甚至窒息。头部制动,密切观察四肢运动、感觉有无异常,早发现、早报告、早处治。

5. 高热的护理　颈脊髓损伤患者易出现中枢性高热。①遵医嘱采取物理降温,如温水擦浴、酒精浴等;②使用降温材料,如冰毯、冰帽、冰袋等物品;③保持室内温湿度适宜,开窗通风;④遵医嘱给药,保证静脉补液量,鼓励多饮水,防止电解质紊乱。

6. 饮食　全麻术后 6 小时完全清醒,病情稳定后可进少量温水、流质逐步过渡到半流质、普食,宜清淡易消化,高营养、高蛋白、高维生素含钙食物。

7. 心理护理 患者截瘫或全瘫,易焦虑、急躁,易怒,对手术希望值较高,担心预后等情绪,针对这种状态,予以正确疏导解释,将护理要点、康复过程、锻炼方法详细说明,给予鼓励,增强信心,以良好的心态配合治疗。

8. 并发症的观察与护理

(1)脊髓再次损伤:术后严密观察患者四肢感觉、运动、深浅反射,若出现活动障碍,自觉麻木胀痛等不适,立即报告医生,采取相应处理。

(2)椎间隙感染:术后最严重并发症,表现为腰腿抽筋样疼痛、高热、白细胞升高,及时报告医生,予相应处理措施。

(3)呼吸衰竭与呼吸道感染:密切观察患者的呼吸功能,持续给氧,必要时行气管插管、气管切开或呼吸机辅助呼吸。减轻脊髓水肿,遵医嘱给予相应药物治疗,避免因进一步脊髓损伤而抑制呼吸功能。保持呼吸道通畅,预防因气道分泌物阻塞而并发坠积性肺炎与肺不张。

(4)血栓:观察患者双下肢皮肤颜色、温度、活动和感觉,防止下肢静脉血栓的形成。

(5)高热与低温:颈脊髓损伤后,自主神经系统功能紊乱,受伤平面以下毛细血管网舒张而无法收缩,皮肤不能出汗,对气温的变化丧失调节与适应能力,相应做好物理降温和物理复温。

(6)便秘:脊髓损伤72小时内,患者易发生麻痹性肠梗阻或腹胀,指导患者多食富含膳食纤维的食物,多饮水。餐后30分钟做腹部按摩,沿大肠行走方向,以刺激肠蠕动。顽固者遵嘱给予灌肠或缓泻剂。

9. 健康指导

(1)功能锻炼:①术后患者头部制动,6小时后根据病情指导患者进行握拳、足背伸、趾屈及股四头肌收缩练习,若为截瘫患者可进行被动练习;②卧床1~2周,枕"S"形枕以保护颈部;③肢体练习采取主动与被动相结合,根据病情进行双手握拳、双上肢伸展、双下肢屈曲、外展、直腿抬高练习(每个动作循序渐进,以患者自身可以承受为宜,每个动作保持3~5秒,20次/组,5组/24小时)。

(2)做好神经营养、消除神经根水肿等药物的指导。

(3)活动时必须佩戴颈托连续佩戴腰围3个月以上,避免提重物,不可弯腰拾物,劳逸结合,适量运动。

(4)定期复查:出院后分别于三个月、半年、一年到医院复查,如出现以下症状立即返院:切口红肿,发热,下肢麻木无力,手术部位剧痛。

(谢 菲 李 娜)

第十节　骨科常用治疗技术护理常规

一、骨外固定架护理常规

骨外固定架:是利用外固定架对骨折端进行复位和固定的一种治疗手段。它经软组织将内植物(针或钉)穿过骨折的远端和近端,然后在通过连接杆和固定夹将裸露于皮肤的内植物彼此连接起来,在骨折端起到加压、牵拉和中和作用已达到复位和固定骨折,重建骨骼并矫正畸形的目的。骨外固定架按结构形式分为三类:单边外固定架、环形外固定架、组合式外固定架。骨外固定架适应证:四肢开放骨折、感染性骨折、多发骨折。骨外固定架禁忌证:配合度差的患者、严重骨质疏松者、合并精神疾病者。

(一)术前护理常规

1. 执行外科术前护理常规。

2. 完善影像学检查　了解有无手术禁忌证,了解骨折类型等。

3. 心理护理　安慰患者,消除顾虑和恐惧,必要时按医嘱给予镇静药或安眠药物。

(二)术后护理常规

1. 执行外科术后护理常规。

2. 执行相关麻醉后护理常规。

3. 执行术后疼痛护理常规。

4. 病情观察　早期应注意观察患肢血运,整个病程中注意观察支架及固定针是否松动,针道是否感染。由于手术时多为闭合性进针操作,可损伤进针口、出针口周围血管及神经等,故术后早期应注意患肢远端动脉搏动,是否淤血、肿胀,感觉运动功能及手术区周围肿胀是否进行性加重,针孔是否有活动性出血及血压、脉搏等变化。如发现异常,及时通知医生。每日检查各旋钮及接头,防止松动。

5. 体位　根据不同麻醉方式,选择适当卧位。患肢抬高,以促进淋巴和静脉血液回流,减轻肿胀。合并血管损伤或骨筋膜室综合征者,患肢不宜抬高,以免加重肌肉缺血、肿胀、坏死。

6. 饮食　给予高蛋白、高维生素、高热量、含钙饮食,增强机体抵抗力,促进骨折愈合。

7. 并发症的观察与护理

(1)针道感染:每日换药一次,保持外固定支架针道清洁干燥,渗出多时及时换药。

（2）骨筋膜室综合征：密切观察患肢血运、感觉、活动及肿胀情况，发现异常及时处理。

（3）神经损伤：主要有桡神经损伤、正中神经损伤、尺神经损伤、腓总神经损伤等。注意评估损伤程度，观察手指及足部活动度，辅以被动的活动，防止关节僵直粘连，注意观察皮肤感觉，防止骨突部位受压形成压力性溃疡。

（4）警惕肢体失用性萎缩和关节僵硬等，遵嘱指导患者功能锻炼。

（5）深静脉血栓：术后指导患者早期床上运动。每日进行有规律的功能锻炼，如股四头肌等长收缩，各关节的全范围活动；定期复查血小板，血液处于高凝状态的患者，遵医嘱酌情服用小剂量抗凝药。

8. 功能锻炼

（1）肌肉锻炼：术后第一日即在床上进行功能锻炼。上肢做肱二头肌、肱三头肌、前臂肌的舒缩运动，下肢做股四头肌舒缩运动。

（2）关节锻炼：术后 2~3 日可开始锻炼，近关节的活动应待肿胀消退后才开始，早期活动不宜负重。上肢骨折以肩关节和肘关节为重点。肩关节以外展、上举、旋转为主，肘关节以屈、伸、外旋为主。下肢骨折主要锻炼膝关节屈曲，踝关节伸屈。

9. 健康指导

（1）保持针道周围皮肤干燥。

（2）功能锻炼：在功能锻炼过程中，由于钢针与软组织摩擦，针道周围皮肤可能出现红肿、微痛及少量浆液渗出，一旦出现上述症状，应减少或停止锻炼，加强针孔护理。

（3）在骨骼尚未完全愈合时，应避免任何颠簸或摔倒，防止再骨折。

（4）不要随意拆卸外固定架的任何部分。

（5）如出现皮肤局部变红、皮肤肿胀、螺钉插入部周围有异样感觉、伤口正常清亮的渗出变浑浊，请及时就医。

（6）做好消肿、止痛等药物的用药指导。

（7）定期门诊：每 4~6 周摄 X 线片复查，以评价骨折愈合与负重的进程。

二、骨牵引护理常规

牵引术是骨科常用的治疗方法，是利用牵引力和反牵引力作用于骨折部，达到复位或维持复位固定的治疗方法。牵引方法：包括皮牵引、骨牵引和兜带牵引，其中骨牵引最为常见。骨牵引是将不锈钢针穿入骨骼的坚硬部位，通过牵引钢针直接牵引骨骼，又称直接牵引。骨牵引牵引力量大、持续时间长，常用于颈椎骨折、脱位，肢体开放性骨折及肌肉丰富处骨折。

（一）术前护理常规

1. 体位　患者平卧位，患肢抬高。

2. 术前准备　牵引肢体局部皮肤必须用肥皂水清洗干净，必要时剃除毛发。

3. 完善影像学检查　了解有无手术禁忌证，了解骨折类型、部位。

4. 心理护理　向患者及家属解释骨牵引的意义、目的、步骤及注意事项，取得配合。

5. 病情观察　观察患肢血运和局部皮肤情况。

（二）术后护理常规

1. 体位　患者应卧硬板床。颅骨牵引时应抬高床头。下肢牵引时，抬高床尾15~30cm。

2. 病情观察　观察患者血运。若局部出现青紫、肿胀、发冷、麻木、疼痛、运动障碍以及脉搏细弱时，应及时通知医生。

3. 饮食护理　给予高热量、高蛋白、高维生素、含钙饮食。

4. 并发症观察与处理

（1）血管神经损伤：多由骨牵引穿针时判断不准确导致。骨牵引后应密切观察患肢末梢血运。

（2）牵引针、弓的脱落：多系牵引针打入太浅，螺母未拧紧或术后未定期拧紧引起，需定时检查。

（3）牵引针眼感染：操作时严格无菌操作。按时换药。牵引针若向一侧偏移，应消毒后调整。发生感染者充分引流，严重时须拔去钢针，改变牵引位置。

（4）关节僵硬：最常见的是足下垂畸形，主要与腓总神经受压及患肢缺乏功能锻炼有关。若病情许可，定时做距小腿关节活动，预防足下垂。

（5）其他：由于长期卧床，患者还可能出现坠积性肺炎、泌尿系感染、便秘、下肢深静脉血栓形成、压力性损伤等并发症，应注意预防，加强病情观察，并及时处理。

5. 健康指导

（1）保持持续有效牵引，要使头、颈、躯干与牵引绳在一条直线上。

（2）保持肢体功能位，注意保暖，每日进行肢体功能锻炼，防止肌肉萎缩、关节僵硬及足下垂。

（3）注意牵引绳、滑轮、牵引锤是否起到有效的牵引作用，牵引绳不可随意放松或受压，保持牵引绳在滑轮内，保持牵引锤悬空。

（4）做好消肿、止痛等药物的用药指导。

三、石膏固定护理常规

医用石膏是天然生石膏加热脱水而成。将生石膏打碎成块、加热,失去四分之三的结晶水而成为不透明的白色粉末,称熟石膏。熟石膏接触水分后可较快的重新结晶而硬化。我们就利用它这个特性来制造骨科患者所需的石膏。石膏固定的优点:取材方便;操作简单;塑性好;能部分通透 X 线;具有一定支撑和矫形作用。石膏固定除了以上优点以外也有不少缺点和不足,在临床应用时应有充分认识,便于预防各种石膏并发症的发生。石膏固定的适应证:维持固定,保持肢体的特殊位置;减轻或消除患部的负重,以保护患肢;作患部牵引的辅助措施;损伤的治疗;炎症的治疗,有助于保护肢体、控制炎症发展;畸形预防;矫正治疗;制造肢体的石膏模型。石膏固定的禁忌证:全身功能差;患者伤部疑有厌氧菌感染。

(一)石膏固定前护理常规

1. 在石膏固定前,应向患者说明石膏固定的过程及可能出现的情况,以消除患者疑虑,并取得配合。

2. 体位 一般将肢体放在功能位。保持患者舒适,并注意保暖。

3. 皮肤护理 肢体皮肤需清洁,但不需剃毛。若有伤口,则用消毒纱布、棉垫覆盖,避免用绷带环形包扎或粘贴胶带。骨突处需加衬垫。

4. 完善影像学检查 了解有无禁忌证,了解骨折类型、部位。

(二)石膏固定后护理常规

1. 患者搬运 石膏需干硬后才能搬运患者。搬动时只能用手掌托起石膏而不能用手指,以免在石膏上压出凹陷,形成压迫点。石膏完全干固之后,仍需注意保护以防折断。

2. 体位 患肢抬高,利于静脉血和淋巴液回流,减轻肢体肿胀。

3. 促进石膏干固 夏季可将石膏暴露在空气中,不加覆盖,以利吹干,或利用电扇吹干。冬天可用电灯烤架,同时注意用电安全,避免灼伤患者。

4. 患肢观察

(1)严格交接班,倾听患者主诉,并观察肢端皮肤颜色、温度、肿胀、感觉及运动情况。如有血液循环障碍,出现肢端皮肤苍白、青紫发绀、发冷、肿胀、麻木等症状,以及主诉疼痛,应立即通知医生,并协助处理。如石膏内出现局限性疼痛,要特别重视,及时调整位置,解除压迫。

(2)观察出血情况:切口或创面出血时,血渍可渗透到石膏表面,为明确出血是否继续,可沿血迹边缘用铅笔画圈,并注明时间。将出血范围定时做标记观察,如每次观察画圈的范围、血迹边界不断扩大,则为继续出血的征象,须立即通知医生并协助处理。有些石膏内渗血可能不从切口处石膏上渗出,由于体位关系,渗血可沿石膏壁流向石膏低位处。所以在观察时不能只检查石膏表面,还要认真查看石膏边缘外面血液可能流到之处。

(3)有无感染征象:如发热、石膏内发出腐臭气味、肢体邻近淋巴结有压痛等症状及时处理。

(4)预防石膏压迫:要警惕不在切口或患处的压痛点,可能是石膏包扎太紧对局部压迫,不能随意用止痛剂,以免引起石膏压力性溃疡,必要时做石膏开窗减压。

(5)预防石膏边缘压迫而致神经麻痹,如小腿石膏位置高,可压迫腓总神经麻痹,应观察有无足下垂、足背麻痹等症状。

5. 压力性损伤的预防　加强观察和检查,对于露在石膏外面的皮肤,特别是沿石膏边缘及未包石膏的骨突部位,每日定时检查,以便早期发现、及时处理。

6. 石膏型保护

(1)保持石膏的清洁,不被粪、尿污染。

(2)足部石膏患者绝不可以不加保护的在地上行走,因为石膏被踩断即失去其固定作用,可用木鞋保护。

(3)搬运时注意保护,防止石膏折断。

7. 功能锻炼　石膏固定后即应指导患者进行肌肉等长收缩和未固定关节的功能活动。在病情许可情况下,鼓励患者下床活动。

四、夹板固定护理常规

夹板固定是从肢体的生理功能出发,通过扎带对夹板的约束力,压垫对骨折断端防止或矫正成角畸形和侧方移位的效应力,充分利用肢体肌肉收缩活动时产生的内在动力,使肢体内部动力因骨折所致的不平衡重新恢复,达到平衡。夹板固定的适应证:四肢闭合性骨折;四肢开放性骨折创面小或创面已闭合;陈旧性四肢骨折手法复位者。夹板固定的优点:无创固定;取材方便;操作简单;方便医生检查和调整;价格低廉;便于早期功能锻炼。夹板固定的缺点:夹板固定对肌肉丰厚部位的骨折和长斜形的短缩移位骨折固定力不足;易引起压力性溃疡;使用不当时会引起骨筋膜室综合征;随着肢体消肿易松动而失去固定效果。

(一)术前护理常规

1. 术前进行影像学检查,了解骨折类型。需评估拟行夹板固定的肢体有无伤口、广泛性擦伤以及是否有开放性骨折;拟行夹板固定肢体的皮肤颜色、温度、感觉、运动、肿胀,以及末梢血运;肿胀程度;有无神经损伤症状。

2. 心理护理　安慰患者,消除顾虑和恐惧。

（二）术后护理常规

1. 体位　患肢保持功能位并抬高。

2. 病情观察

（1）患肢的血运：是首要的问题，一旦发生血液循环障碍，将会导致组织缺血坏死。主要的临床表现有肢体肿胀，疼痛加剧，动脉搏动减弱或消失，手足麻木，患者不能活动自己的手指或脚趾，手足皮肤苍白或发青，手足温度较健侧低或冰凉。

（2）固定的松紧度：夹板绑带固定松紧要适宜。用手捏起捆绑夹板的绳带，在夹板上来回移动，如果绳带能来回移动1cm，说明夹板固定松紧度适宜。若绑扎太松或固定垫使用不当，易导致骨折再移位；绑扎太紧可产生压力性溃疡、缺血性肌疼挛，甚至肢体坏疽等严重后果。

（3）患肢的肿胀情况：对于肢体肿胀的患者要警惕骨筋膜室综合征的发生，及时采取措施消除肿胀，防止并发症的发生。

3. 饮食　高蛋白、高维生素、高热量、含钙饮食，增强机体抵抗力，促进骨折愈合。

4. 并发症的观察与处理

（1）骨筋膜室综合征：最易发生也是最严重的并发症。由于包扎过紧未及时观察；骨折未复位，血管受压未及时解除；局部损伤严重或整复不正确所引起的组织缺血坏死。因此，夹板绑带松紧应适宜，以提起绑带上下能移动1cm为宜。

（2）压力性损伤：应重视患者主诉，避免夹板粗糙边缘摩擦、挤压皮肤或夹板固定过紧等原因使肢体局部皮肤长时间压迫，缺血而发生坏死和溃疡。

（3）骨端移位：由于夹板固定松弛、患肢肢体摆放不当、功能锻炼不正确、去除夹板过早等原因引起，因此要做好宣教，正确指导患者功能锻炼。

5. 健康指导

（1）功能锻炼：夹板固定后即应指导患者进行肌肉等长收缩和未固定关节的功能活动。

（2）做好消肿、止痛等药物的用药指导。

（3）定期复查：按时摄X线片复查。

（谢　菲）

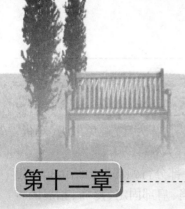

第十二章

肿瘤外科常见疾病护理常规

第一节　甲状腺肿瘤护理常规

甲状腺肿瘤是头颈部最常见的肿瘤,多数为良性肿瘤,但近年来甲状腺恶性肿瘤呈显著增高趋势。患者多无不适症状,触诊可及单发或多发肿物,质硬,吞咽时肿块活动度减低,晚期可出现声音嘶哑、呼吸困难、吞咽困难等表现。若颈交感神经节受侵,可产生 Horner 综合征。手术是甲状腺肿瘤首选治疗方法。

一、术前护理常规

1. 执行外科术前护理常规。

2. 体位训练　指导患者练习手术体位(双肩垫 20~30cm 高软枕,头后仰,颈过伸位),餐后 2 小时练习,以防呕吐发生。

3. 介绍手术后恶心、呕吐、头痛等常见问题的应对方法。指导女患者术后可利用服饰遮切口瘢痕,消除其顾虑和恐惧。

二、术后护理常规

1. 执行外科术后护理常规。

2. 执行麻醉后护理常规。

3. 执行术后疼痛护理常规。

4. 病情观察　密切监测患者生命体征的变化。确保患者呼吸道通畅,密切观察患者声音有无嘶哑、呛咳;切口引流通畅、负压有效,若引流无效,切口渗血明显、患者出现进行性呼吸困难、烦躁、发绀时,立即通知医生,协助医生须床旁抢救,必要时进行气管切开。

5. 体位　24 小时内减少颈部活动,防止出血。体位变动时用手托扶枕部,减轻疼痛与切口张力。

6. 饮食 术后第1日可进温、凉流质,避免过热食物致局部充血,以后逐渐过渡至软食。左侧颈部淋巴结清扫术后以清淡食物为宜,避免牛奶、鸡蛋、肉类、脂类食物,防止乳糜漏。

7. 活动与锻炼 鼓励患者早期下床活动。部分行颈部淋巴结清扫术患者术后可能出现"肩部综合征",即颈部外形塌陷、肩部固定、疼痛、抬肩困难等,应指导患者循序渐进地进行抬肩锻炼,最大限度恢复肩部功能。

8. 并发症的观察与护理

(1)出血:一般发生在术后12~48小时之内,表现为颈部肿胀,呼吸困难进行性加重,同时伴有脉快,血压正常或偏低。应打开切口清理淤血,并止血后加压包扎。

(2)呼吸困难或窒息:术后最危急的并发症,多发生在术后48小时以内,表现为呼吸困难并有喉鸣音。应给予半卧位,可给予静脉激素治疗,雾化吸入治疗消除水肿。

(3)喉返神经损伤:一侧喉返神经损伤可出现声音嘶哑;双侧喉返神经损伤表现为失音或严重的呼吸困难。出现后可应用促神经恢复药物,双侧喉返神经损伤需要做气管切开。

(4)喉上神经损伤:外支损伤可出现声调降低;内支损伤时表现为饮水呛咳,指导患者小口、低头、慢咽,缓解呛咳,防止误吸。口服营养神经药物保护声带,少说话多休息,逐渐可恢复。

(5)手足抽搐:多在术后1~2日面部、唇或手足有针刺、麻木和僵硬感;重者出现面部肌肉和手足持续性痉挛,甚至喉与膈肌痉挛。监测甲状旁腺素及血钙情况,注意面部、唇周和手足部有无针刺和麻木感或强直感,有无手足抽搐。症状轻者口服钙剂,必要时加服维生素D_3促进钙的吸收。抽搐发作时,立即缓慢静脉推注10%葡萄糖酸钙或氯化钙10~20ml。饮食以高钙低磷为主,如豆腐和海产品。限制蛋类、乳类、肉类等含磷较高的食物。

(6)乳糜漏:左侧颈淋巴结清扫术后易发生乳糜漏,表现为引流液呈混浊样米汤,轻者可给予清淡饮食或禁食并加压包扎,引流量大于500ml/24h应手术结扎乳糜管。

9. 健康指导

(1)保持良好情绪与生活习惯,出院3个月内避免重体力劳动。颈部淋巴结清扫术的患者继续颈肩部功能锻炼,防止瘢痕收缩,促进颈肩部功能恢复。

(2)指导患者使用衣领或围巾或饰物遮挡颈部切口。

(3)按时服药,指导患者观察用药后有否出现心慌、失眠、多汗、抽搐等副作用,及时调整用量。

（4）定时复诊,若发现颈部结节、肿块或异常情况时及时就诊。

（李　燕）

第二节　乳腺肿瘤护理常规

乳腺癌在全球范围内高居女性恶性肿瘤之首。乳房肿块是乳腺癌最常见的首发症状,肿瘤细胞侵犯 Cooper 韧带时会出现"酒窝征"。随着疾病的进展,可表现为局部皮肤破溃、红肿、橘皮样病变、区域淋巴结肿大等症状。手术治疗模式已从"可以耐受的最大治疗"转化为"有效的最小治疗"。

一、术前护理常规

1. 执行外科术前护理常规。

2. 心理护理　切除乳房,使患者深受身体残缺的精神困扰。要帮助患者建立起心理创伤后成长的正性观念,积极主动参与手术治疗,增强战胜疾病的信心。

3. 终止妊娠或哺乳　妊娠或哺乳期患者应立即停止妊娠或哺乳,以降低激素的作用。

4. 对于手术范围大考虑植皮的患者,除常规备皮外,还要做好供皮区的皮肤准备。术前乳房皮肤破溃者,应每日换药,控制创面扩大感染。乳头凹陷者应做好局部清洁。

5. 双上肢功能评估　术前患者患肢功能评估结果可作为术后患肢功能恢复程度的对比指标。评估内容包括:患肢上举高度、肩关节活动度(包括内旋、外旋、内收、外展、前屈、后伸),患肢臂围的围度(临床一般常用固定的皮尺,在固定位置测量,虎口腕横纹上 5cm,肘横纹下 5cm,肩峰下 10cm),并做好以上评估记录。

二、术后护理常规

1. 执行外科术后护理常规。

2. 执行全身麻醉后护理常规。

3. 执行术后疼痛护理常规。

4. 病情观察

（1）严密观察生命体征,观察切口敷料渗血、渗液情况。若患者术后感到胸闷、呼吸困难时,考虑有损伤胸膜可能,立即通知医生,并协助处理肺部并发症。

（2）观察患侧上肢远端血运情况,若手指发麻、皮肤发绀、皮温下降、动脉搏动未及,考虑腋窝血管受压,应及时调整绷带松紧度。

5. 体位　患侧肢体及肩部垫软枕,患肢内收,前臂屈肘90°放于胸前,采用三角巾固定,这种体位可防止皮瓣张力过大,有利于引流和患肢水肿的预防。

6. 负压引流管的护理　负压引流管放置于患侧腋前线或腋中线术野最下方,妥善固定,防止扭曲、打折、受压、堵塞、脱出。保持适宜负压吸引,有利于皮瓣与胸壁组织贴合,防止积液和血肿的发生。定时挤压引流管保持引流通畅,密切观察引流液的性质、颜色和量。

7. 切口护理

（1）术后切口弹力绷带加压包扎,观察有无渗血渗液。包扎松紧适宜,能容纳一手指,能维持正常血运、不影响正常呼吸。加压包扎一般7~10日。

（2）评估皮瓣的颜色、温度,有无漂浮、出血等情况。如皮瓣皮肤苍白考虑动脉阻塞;若皮瓣皮肤瘀紫,考虑静脉回流不畅;触及皮瓣区有漂浮游走感,考虑为皮下积血积液所致。若引流量突然增多,呈红色或有灼热感,考虑血管结扎线脱落,有活动性出血的可能。

8. 患肢功能锻炼　术后当日,指导患者进行握力运动;术后1~3日做握拳、转腕运动;术后4~5日,指导患者用健侧手托扶患侧肘部做肘关节屈伸运动。术后5~7日,开始肩关节练习,肩关节前屈上举、摸耳、爬墙等运动;术后8~14日,评估无皮下积液,皮瓣贴合良好,可逐步指导患者上举、前伸、外展运动。

9. 并发症的观察与护理

（1）出血:多见于术后24小时内,主要表现为引流管引流出鲜红色血液,一般＞50ml/h,心率增快,提示有出血征兆,立即加压包扎,加压力度要适宜,压力过大可造成静脉回流受阻,皮瓣坏死。必要时返回手术室止血处理。

（2）皮下积液:主要变现为引流液骤减,皮瓣下有积液,触及有悬浮感或波动感,有胀痛,压痛伴低热。应及时抽出皮下积液,局部加压消灭死腔,维持有效的负压引流,加强切口管理。

（3）皮瓣坏死:是最严重的并发症,主要表现为:皮瓣苍白、黑紫或黑色结痂坏死。紧急处理措施:减压包扎,乙醇湿敷防感染,切除黑色结痂,采用切口湿性愈合,必要时采取植皮等措施。

（4）患肢淋巴水肿:患肢淋巴水肿的发生是一慢性过程,可发生在手术后任何阶段。患者自觉患侧手麻木、疼痛、沉胀感,严重者出现患侧前臂或上臂的肿胀。预防患肢淋巴水肿的方法包括:术后抬高患肢;进行渐进性康复训练;禁止在患侧进行测血压、取血、输液等治疗性操作;避免患肢佩戴戒指、手表、手镯等首饰;防止患肢蚊虫叮咬;洗浴时避免水温过热或水压过大冲击患肢;乘坐飞机时应戴弹力袖带;避免患肢长期负重或受压等。

10. 健康指导

(1)评估患肢肩关节功能恢复及切口恢复情况,制订个体化康复计划。

(2)指导患肢水肿的预防方法。

(3)指导患者佩戴合适义乳,保护胸壁,维持身体平衡和良好的体态。

(4)定期复查和健侧乳房的自查。

（李 燕）

第三节 肺肿瘤护理常规

肺癌多源自支气管黏膜上皮,亦称支气管肺癌。患者早期通常无任何症状,咳嗽、血痰、胸痛、发热、气急是就诊常见的五大症状,肿瘤侵犯邻近器官可出现声嘶、喘鸣、胸腔积液、上腔静脉综合征等症状,远处转移以脑、骨、肝多见。肺癌是世界范围内癌症相关死亡的主要原因,在可预见的未来仍然是一个主要的健康问题。外科手术、放射治疗和化学药物治疗（包括靶向治疗）为肺癌治疗的主要手段。

一、术前护理常规

1. 执行外科术前护理常规。

2. 术前准备 ①明确肿瘤界限、血供及与周围脏器的关系、判断患者耐受开胸手术的能力;②禁烟、酒,术前至少戒烟 2 周才可减少痰量;③指导正确咳嗽、咳痰、深呼吸、登楼梯运动等功能训练;④慢性肺部疾病或肺部感染患者,遵医嘱给予抗炎、雾化吸入等对症治疗;⑤合并高血压、冠心病、心律失常者要使用药物控制,待情况稳定后再实施手术。

二、术后护理常规

1. 执行外科术后护理常规。

2. 执行全身麻醉后护理常规。

3. 执行术后疼痛护理常规。

4. 病情观察 密切观察生命体征,测体温、脉搏、呼吸频率和幅度、血压、外周血氧饱和度。如出现血压下降、心律失常、呼吸增快和脉率增速等,应立即查找原因并报告医生处理。全肺手术需随时检查气管位置是否居中,防止纵隔向健侧移位影响健侧肺功能。

5. 体位　协助患者变换体位,患侧肩下勿垫枕,以防切口受压。全肺术后翻身时避免过度健侧卧位,以免影响呼吸,增加健侧肺负担,可偏健侧 1/4 卧位。

6. 气道管理

(1)持续鼻导管吸氧 4~6L/min,待平稳后可间断吸氧,1 周后视病情需要吸氧。慢性阻塞性肺疾病患者鼻导管吸氧流量 < 3L/min,以免引起二氧化碳潴留。一侧全肺切除患者适当延长吸氧时间。

(2)保持呼吸道通畅,鼓励患者主动咳嗽、咳痰。观察痰液的颜色、性质与量。可通过拍背(拍背时避开切口)、按压胸骨上窝、雾化吸入、纤维支气管镜吸痰,必要时行气管切开。

(3)促进肺复张,指导患者深吸气,吹气球或呼吸训练器,促进肺复张。

7. 执行胸腔闭式引流管护理常规　肺肿瘤切除术除放置下胸引管外,在第 2 肋间与锁骨中线相交处另放置一胸引管,用于排气。全肺切除术后可不放置胸引管,或胸引管呈夹闭状态,遵医嘱开放,排出过多的积液、积气。密切观察胸瓶水柱波动、引流液颜色及量,有异常情况立即通知医生。当胸腔引流液颜色正常,无气体排出,引流液 < 100ml/24h,水柱波动 1~2cm,查胸片示肺完全复张,患者无呼吸困难即可拔管。拔管后注意观察患者有无呼吸困难、气胸或皮下气肿,观察引流口有无渗液。

8. 维持水和电解质平衡　补液应匀速滴入,全肺患者要特别注意输液速度控制在 30 滴/分,输液总量不超过 1500ml。

9. 活动与饮食　患者病情稳定,术后 24 小时可在床旁适当活动。全肺手术患者酌情延迟下地活动时间。下地前后均需测量血压、心率和血氧饱和度,如有异常立即停止活动。术后第 1 日可进易消化半流质,次日过渡到高蛋白、高热量、富含维生素的普食。鼓励多饮水,增加膳食纤维摄入,防止便秘。

10. 并发症的观察与护理

(1)出血:小量出血无明显症状,遵医嘱对症处理。若术后 5 小时内引流量多于 1000ml 或多于 200ml/h 并持续 4 小时以上,无减少趋势,应立即输血补液,紧急再次手术止血。

(2)肺不张和肺炎:表现为术后 2~5 日出现体温升高、呼吸浅速,烦躁不安等明显缺氧表现。加强拍背咳痰,选取适宜的雾化吸入药物并增加频次,鼓励患者多饮水湿化气道。

(3)急性肺水肿:表现为突然呼吸困难、发绀、心动过速、剧烈咳嗽,咳泡沫样痰或粉红色泡沫痰、两肺湿啰音,不能平卧,血氧饱和度持续下降,立即通知医生,减慢输液速度、患者取半卧位,控制液体入量,遵医嘱给予强心、利尿、镇静、糖皮质激素治疗,30%~50% 乙醇湿化吸氧。

（4）急性肺栓塞：肺栓塞的临床表现与血栓的大小、栓塞的范围有关。通常是在一段时间卧床后初次下地活动行走或入厕排便时突然发生的晕厥为首发症状。轻度栓塞仅有短暂的呼吸困难，中、重度的肺栓塞除呼吸困难外，还可出现面色苍白、大汗、胸痛、咳血、脉快、低血压、甚至死亡。护士提高防范意识，注意观察患者临床表现，如有急性肺栓塞症状，立即通知医生，协助立即实施心肺复苏抢救。

（5）支气管胸膜瘘：可发生在术后任何时间，表现为胸引管逸出大量气体、发热、咳与胸引液相似的痰液、呼吸困难等。早期患者取患侧卧位，充分引流，抗感染，营养支持，必要时协助医生行二次手术修补。

11. 健康指导

（1）预防呼吸道感染，根据日气变化增减衣物，避免感冒。积极治疗既往慢性肺疾病。

（2）术后指导患者尽早进行患侧肩臂活动，预防肩下垂。

（3）注意休息，逐渐增加活动量。坚持呼吸锻炼。术后 6~8 周内不要举起或牵拉重物。

（4）术后 6 周内不要开车或乘机，全肺切除术后半年内不要乘机。

（李　燕）

第四节　食管肿瘤护理常规

食管癌是源自食管黏膜上皮的恶性肿瘤。胸中段为食管癌好发部位，下段次之，上段较少。早期症状不明显，进展时可出现哽噎感、异物感、胸骨后或剑突下疼痛等症状，肿瘤侵犯超过周径 2/3 时可出现进行性吞咽困难，肿瘤侵及周围组织或器官时，可伴声音嘶哑、膈神经麻痹、胸痛等。临床体征以进行性体重下降最为明显。早、中期食管癌以手术治疗为主，术后辅以放、化疗等治疗。

一、术前护理常规

1. 执行外科术前护理常规。

2. 病情观察　观察患者进食时有无哽噎感或胸骨后有无烧灼感；有无进行性吞咽困难；观察有无消瘦、乏力、贫血等。

3. 改善营养状况，评估患者营养风险，鼓励进食高蛋白质、高热量、低纤维素的饮食；有吞咽困难者可将食物搅碎至糊状或流体状，必要时给予肠内营养乳或肠外营养。

4. 胃肠道准备

（1）注意口腔卫生，指导患者正确刷牙。长期吸烟史、口腔有异味者，可选用不含乙醇类漱口液定时含漱。

（2）食管梗阻不严重者，饭后多饮水冲洗即可。梗阻严重者，应于术前3日以温盐水或3%~5%碳酸氢钠冲洗食管。

（3）结肠代食管手术术前3日给予少渣饮食，口服庆大霉素或甲硝唑。术前1日口服全消化道灌洗剂，如复方聚乙二醇电解质溶液1000ml彻底清洁肠道。若患者有严重吞咽困难，亦可给予清洁灌肠。

（4）置胃管通过食管梗阻位置时一定小心，避免穿破食管，可置于梗阻部位上端，在手术直视下置于胃内。

二、术后护理常规

1. 执行外科术后护理常规。

2. 执行全身麻醉后护理常规。

3. 执行术后疼痛护理常规。

4. 病情观察 密切监测体温、脉搏、呼吸频率和幅度、血压、外周血氧饱和度变化，保持呼吸道通畅，术后每日1~2小时协助患者深呼吸，吹气球等促进肺膨胀；痰多时或咳痰无效时可行鼻导管吸痰或气管镜吸痰。观察有无胸腔出血、吻合口瘘、乳糜胸等并发症发生，发现异常及时报告医生，并协助处理。

5. 执行肠内营养护理常规。

6. 管路护理 妥善固定胃管/鼻肠管/空肠造瘘管，保持通畅，胃管不畅时及时报告医生，协助医生用少量生理盐水冲洗并及时抽回；密切观察引流液的颜色、性质和量，术后早期胃管内可有少量血性液或咖啡样液引出，逐渐变浅。若短时引流出较多鲜血性液，应警惕吻合口出血，及时对症处理。排气后，即可停止胃肠减压。给予肠内营养时执行肠内营养护理常规。

7. 执行胸腔闭式引流护理常规。

8. 饮食护理

（1）术后需严格禁食水，胃肠功能恢复后经口试饮水，逐渐过渡到半量流质、全量流质、半流质饮食。密切观察患者进食后有无体温升高、腹胀、反流、误吸等症状。如无异常，出院1周后开始进软食。

（2）进食时宜小口慢咽，少量多餐，每日6~8次。

（3）进食时半卧位，促进胃排空，防止反流。进食前后饮适量温水，起到润滑和冲洗食管的作用。进食30分钟后宜适当活动。晚餐不宜过晚，以免夜间出现反流、误吸。

9. 术后活动　患者病情稳定,于术后 24 小时可在床旁适当活动。下地前后均需测量血压、心率和血氧饱和度,如有异常立即停止活动。应指导患者进行肩关节活动锻炼,如术侧手臂上举、肩关节向前、向后旋转活动等,以使肩关节活动范围恢复至术前水平,并预防肩下垂。

10. 并发症的观察与护理

（1）吻合口瘘:是食管癌术后最严重的并发症。多见于术后 4~14 日,包括颈部吻合口瘘和胸内吻合口瘘。颈部吻合口瘘多表现为颈部皮肤红肿、压痛、皮下气肿,有脓液引出,伴有或不伴有体温升高。胸内吻合口瘘表现为高热、呼吸浅促、面色潮红、烦躁不安等症状,胸引管引出较混浊或混有食物残渣的引流液。处理原则:充分引流,营养支持,控制感染。

（2）乳糜胸:多在术后第 2~15 日出现,表现为胸闷、气短、心慌、活动吃力,患侧胸部沉重与不适感等症状。一般禁食水,静脉营养支持后可闭合,若连续多日引流液超过 1000ml/24h,需要手术修补。

（3）出血:小量出血除引流量增多,多无症状。若术后 5 小时内引流量多于 1000ml 或多于 200ml/h 并持续 4 小时以上,无减少趋势,或引流出的血液很快凝固,同时伴有血压下降、脉搏增快、冷汗,则提示胸腔内活动性出血,应加快静脉输血补液速度,必要时行开胸探查。

（4）吻合口狭窄:患者感到进食不顺,逐渐加重。除全身支持治疗外,可行吻合口扩张术一次至数次。

（5）反流性食管炎:表现为反酸、烧灼感、胸骨后疼痛,平卧时加重。饭后恶心、呕吐,吞咽疼痛和困难等。应指导患者避免睡前、躺卧时进食,进食速度宜慢,不宜过饱。必要时应用抗酸、促胃动力药物。

11. 健康指导

（1）宜少食多餐,细嚼慢咽。术后 1 个月逐渐过渡到普食,以免造成吻合口狭窄。

（2）饭后 2 小时内不宜卧床,进食后需站立或慢走半小时,睡眠时可垫高枕或使床头抬高;平时不穿紧身衣和不扎弹力腰带,以缓解进食后胀满感;忌食高脂肪饮食、咖啡、浓茶、糖果和饮酒等。

（3）每周测体重并记录,了解体重变化趋势,若正常进食体重仍呈下降趋势,应及时与医生沟通。

（4）半年内应每月复查一次,以后视病情定期复查。如有呕血、吞咽困难、持续体重下降、全身不适等情况时,应及时就诊。

（李　燕）

第五节　结直肠肿瘤护理常规

结直肠癌是消化道最常见的恶性肿瘤之一。结直肠癌生长缓慢,在早期生长的很长时间内可无任何临床症状或缺乏特异表现。进展期结直肠癌的临床表现视其发病部位、病变范围而有所不同,可表现为大便习惯改变、腹痛、便血、腹部包块、肠梗阻等,伴或不伴贫血、发热和消瘦等全身症状。迄今为止,外科手术仍然是结直肠肿瘤的主要治疗手段,是大多数结直肠癌患者的首选治疗。早、中期食管癌以手术治疗为主,术后辅以放、化疗等综合治疗。

一、术前护理常规

1. 执行外科术前护理常规。

2. 病情观察　观察患者排便习惯有无改变,有无腹泻、便秘、腹痛、腹胀等梗阻症状;有无大便带血、黏液或脓液。

3. 改善营养状况　右侧结肠癌患者常伴有不同程度的贫血,而左侧结肠癌患者因腹泻、梗阻,可伴有营养不良、低蛋白血症甚至水及电解质失衡,因此,术前均应有效处理。术前补充高蛋白、高热量、高维生素、易消化的饮食;若患者出现梗阻或电解质紊乱,遵医嘱及早纠正。目前多采用术前3日口服全营养素,4~6次/24小时,至术前12小时方法。

4. 肠道准备　术前3日进食少渣半流质饮食,口服缓泻剂;术前2日进食流质饮食,继续口服缓泻剂;术前1日下午口服肠道不吸收抗生素;术前1日晚上清洁灌肠。如无肠道梗阻,于手术前日口服全消化道灌洗剂。

5. 结肠造瘘口定位　部分直肠癌患者需在腹壁造设人工肛门。术前应根据患者的病情、手术方式及患者腹部的形状、皱褶及特征,与患者一同选择一个最合适、最易贴袋的造口位置。

二、术后护理常规

1. 执行外科术后护理常规。

2. 执行全身麻醉后护理常规。

3. 执行术后疼痛护理常规。

4. 病情观察　严密观察病情变化,监测生命体征。麦氏手术由于会阴部切口创面大,易出血和感染,所以会阴部切口渗出较多时应随时更换切口敷料,并注意渗液的颜色。如颜色鲜红敷料渗湿较快并伴有心率加快和血压下降,应考虑出血,立即通知医生并做好抢救准备。

5. 体位　麻醉清醒生命体征平稳后,嘱患者半卧位(30°),以减小缝合口张力,利于引流管或会阴部切口的引流。对肠造瘘术后指导取患侧卧位,防止造口袋渗漏引起切口污染,影响切口愈合。

6. 管路护理　各种妥善固定,保持引流通畅,详细观察并记录引流液的颜色、性质、量等。麦式手术后尿管适当延长留置尿管时间,注意间断夹闭尿管,锻炼膀胱功能。一般术后 24 小时即可拔除。

7. 结肠造瘘口观察与护理

(1)术后第 1 日密切观察检查造瘘口的色泽、血运、水肿、分泌物情况,如造瘘口暗红色表明血运障碍,立即通知医生。注意有无肠管回缩、出血、坏死等。

(2)注意询问患者肠蠕动恢复情况。

(3)排气排便后,及时用温水清洗,尽量减少粪便污染;清理后,可涂护肤粉、皮肤保护膜、防漏膏等减少粪便对造口黏膜和周围皮肤的刺激。

(4)造口袋底座环裁剪要适当(一般比造口大 1~3mm 为妥)。

(5)粘贴时动作轻柔,避免损伤。

8. 会阴部切口的观察与护理　会阴部切口填塞油纱一般于术后 6~7 日取出后,可遵医嘱温水(38~40℃)坐浴,每日 2 次,20~30 分 / 次,直到切口完全愈合。

9. 饮食护理　肠蠕动恢复后给予流质食物,无异常逐渐过渡到软食。注意少食多餐,避免进食刺激性及产气食物,避免易引起便秘的食物。

10. 并发症的观察与护理

(1)吻合口瘘:引流液呈粪水样或浑浊脓性,可伴有持续性低热或高热,多通过引流、冲洗自行愈合。

(2)肠梗阻:表现为腹胀,停止排气和排便。应禁食水,有效胃肠减压。肠麻痹造成的肠梗阻,灌肠并配合药物治疗可得到缓解。吻合口狭窄或其他原因造成的肠梗阻,可手术治疗。

(3)腹腔或盆腔脓肿:常见腹胀、肠鸣音减弱、全身感染中毒症状等,需穿刺或置管引流。

(4)造口并发症:包括造瘘口出血、水肿、回缩、狭窄、造瘘肠管坏死、造瘘口周围皮炎、造瘘口脱肛、造瘘口旁疝等。

11. 健康指导

(1)合理饮食,少食多餐,以高蛋白、易消化、少渣饮食为宜。

(2)锻炼每日定时排便,逐渐养成规律排便习惯,防止便秘和腹泻。

(3)适当运动,保持心情舒畅,提高机体抵抗力。

(4)指导患者结肠造瘘口的自我护理与监测方法,包括肛门排便训练、造口扩张、造口黏膜及周围皮肤护理、人工肛袋除臭的方法以及造口灌洗等。

（5）做好社交活动和性生活指导。

（马雪玲）

第六节　原发性肝癌护理常规

原发性肝癌是我国常见的恶性肿瘤之一，起病多隐匿，常在肝病随访或体检普查中偶然发现，此时患者既无症状，亦无相应的体征，此期称之为亚临床期肝癌。一旦出现症状而来就诊者其病程大多已进入中晚期。不同阶段的肝癌，其临床表现有明显差异。半数以上患者肝区疼痛为首发症状，多为持续性钝痛、刺痛或胀痛，疼痛可牵涉至右肩背部。当肝癌结节发生坏死、破裂，可引起腹腔内出血，出现腹膜刺激征等急腹症表现。全身症状主要表现为乏力、消瘦、食欲减退、腹胀等。部分患者可伴有恶心、呕吐、发热、腹泻等症状。晚期则出现贫血、黄疸、腹水、下肢水肿、皮下出血及恶病质等。手术切除是治疗肝癌最为有效的手段之一。

一、术前护理常规

1. 执行外科术前护理常规。

2. 病情观察　密切观察患者病情变化，有无肝肿大、肝区压痛，全身是否出现黄疸、腹水；有无消瘦、乏力、食欲减退、恶病质；有无上消化道出血、肝性脑病等。

3. 改善营养状况　注意休息，给予高蛋白、高维生素、易消化的食物及新鲜蔬菜、水果。必要时给予肠内外营养支持，遵医嘱补充维生素 K 和凝血因子，提供手术耐受力。

4. 保肝治疗　静脉输注护肝药物，避免使用对肝有害的药物。白蛋白过低或凝血功能异常者，输注新鲜血浆、白蛋白等予以纠正。

5. 心理护理　大多数肝病患者因长期有肝硬化病史心理负担重，加之癌性诊断往往对患者的打击是致命的。鼓励、关心、疏导患者非常重要，适当地让患者发泄也是必要的，通过各种心理护理措施，减轻患者心理压力，以积极的心态配合治疗。

6. 疼痛护理　做好患者疼痛性质、部位、时间、诱因及程度的观察，遵医嘱按照三阶梯止痛原则给予镇痛药物，并观察药物的不良反应。

二、术后护理常规

1. 执行外科术后护理常规。

2. 执行全身麻醉后护理常规。

3. 执行术后疼痛护理常规。

4. 病情观察　严密监测患者生命体征、意识变化、引流量,动态了解肝功能、电解质等指标变化趋势。如有异常,及时遵医嘱对症处理。

5. 体位与引流　患者麻醉清醒后给予半卧位,半肝及半肝以上肝切除患者因大量肝切除后易出现上腹残余空腔,剩余肝脏组织易向空腔内移动,使胆管、肝动脉、门静脉或肝静脉扭曲受压,影响肝脏血液的流入或流出,因此待患者全身麻醉清醒后至术后第2~3日时宜采取斜坡卧位,抬高床头15°~30°。适时调整体位,以利于引流。保持各引流管通畅,妥善固定,观察并记录引流量、性质,如有异常,及时通知医生。

6. 肝功能维护　术后24~72小时内给予氧气吸入,增加肝细胞的供氧量,维护肝功能。应用保肝药,可输入适量血浆、白蛋白等。

7. 饮食与活动　鼓励早期进水进食,后逐渐恢复正常饮食。鼓励早期下地活动,但大范围肝切除术后应适当推迟,避免肝创面出血。

8. 并发症的观察与护理

(1)肝衰竭:是肝切除术后最严重的并发症,主要表现有肝性脑病、黄疸及腹水。应积极消除应激因素,遵医嘱对症处理。

(2)出血:表现为烦躁、大汗、心率增快、面色苍白、血压下降和尿少等休克表现。若经止血、输血等保守治疗无效时,应考虑手术探查。

(3)胆瘘:保持引流通畅,经保守治疗多能痊愈。

(4)膈下积液及感染:表现为体温超过38.5℃,穿刺抽出的积液中混有胆汁,需置引流管充分引流,必要时应用抗生素定时冲洗。

(5)胸腔积液:表现为低热不退,有时胸闷或呼吸不畅。少量胸水多可自行吸收。胸水较多者,需穿刺引流。

9. 健康指导

(1)营养摄入均衡,忌食粗糙、油腻、生冷、辛辣等刺激饮食。腹水患者需限制盐、水摄入;血氨增高者忌高蛋白饮食,戒烟酒;使用利尿剂者要监测电解质变化。

(2)注意休息,劳逸结合,保持情绪稳定,注意自我保护。

(3)根据肝病背景及出院前检验结果,协助医生指导患者及家属的随访及后续治疗安排。

(4)遵医嘱定时复查。

(李　燕)

第七节 胆管癌、胰腺癌护理常规

胆管癌包括肝内胆管细胞癌(较少见,即胆管细胞型肝癌)、肝门胆总管癌和胆总管癌三种,主要临床表现为进行性无痛性黄疸,包括尿色深、巩膜黄染、皮肤黄染、陶土便及瘙痒等,也可有厌食、恶心等症状。

胰腺癌是消化系统中恶性度最高的肿瘤,好发于胰头部,早期无特异性症状,仅表现为上腹部不适及隐痛、饱胀或有消化不良等症状,极易与胃肠、肝胆等疾病相混淆。约 80% 的胰腺癌患者在发病过程出现黄疸,尤其是胰头癌,一般呈进行性加重,尿呈红茶色,大便呈陶土样,皮肤黄染呈棕色,有皮肤瘙痒症状。胰腺癌出现临床症状时往往已属于中、晚期,手术切除率低,预后很差。

手术切除是唯一可能治愈胆管癌、胰腺癌的方法。胆管、胰腺在腹腔中位置隐匿、解剖结构复杂,胆管下段、壶腹部及胰头部位的肿瘤一般采用同样的手术方式,即胰十二指肠切除术,切除多脏器,包括:部分胃、全部十二指肠、空肠上段、胆总管下段和胰头部,同时清除周围组织淋巴结;涉及多处吻合重建,包括胰管、胆管及残胃与空肠吻合,手术难度高,风险大。

一、术前护理常规

1. 执行外科术前护理常规。

2. 病情观察 观察患者有无进行性无痛黄疸、巩膜黄染、尿色深黄、皮肤瘙痒,有无腹痛、恶心、呕吐、腹胀等。监测肝肾功能、出凝血时间,遵医嘱应用护肝药物、维生素 C 和维生素 K 等。

3. 营养支持 及时补充水分及电解质,纠正营养不良和贫血,改善患者的营养状况,提高手术耐受性。

4. 皮肤护理 勿用或少用刺激性肥皂,可用含碱性低、刺激性小的皂液、浴液,用温水淋浴;穿着柔软棉质、丝质内衣;指甲尽量剪短,避免抓挠;夜晚瘙痒难以入眠,可遵医嘱给予镇静药物。

5. 术前经皮肝穿刺胆道置管引流或经内镜行鼻胆管引流的患者,应观察引流液的颜色、性质、量,并准确记录。观察患者黄疸消退情况,定时复查电解质、血清胆红素及肝功能。做好导管的固定保护和穿刺处消毒清洁护理。

6. 疼痛护理 胰腺癌患者多伴有顽固的背痛和腹痛,应根据疼痛的原因、程度、性质以及患者体质按照三阶梯止痛原则给予个体化的止痛措施,并及时评价镇痛效果。

二、术后护理常规

1. 执行外科术后护理常规。

2. 执行全身麻醉后护理常规。

3. 执行术后疼痛护理常规。

4. 病情观察 密切监测术后患者生命体征变化,减少血压剧烈波动。观察患者腹痛、腹胀、发热情况,有无呕血、黑便等消化道出血的征象。

5. 管路护理 术后应保持胃肠、胆肠和胰肠等各引流管通畅,防止打折、扭曲或脱出,引流袋每日更换1次。注意观察各引流管的引流量、颜色和性状,注意有无引流量突然增加,是否混有胆汁或食物残渣,有无出血等。各个管路引流液颜色不同的,记录时应准确。

6. 营养支持 严格执行肠内、外营养护理常规。注意观察患者有无糖代谢紊乱、肝损害等肠外营养并发症发生。

7. 血糖控制 胰腺术后部分患者可出现血糖的调控功能失常。应密切监测血糖变化趋势,根据血糖水平动态调整胰岛素泵泵速,目标血糖值8.4~11.1mmol/L。同时注意防止发生低血糖。

8. 并发症的观察与护理

(1)出血:临床表现为呕血、黑便,胃管或腹腔引流管引出较多鲜红色血性液,应立即采取输血补液等措施,必要时手术探查。

(2)胰瘘:是胰腺手术后最严重和最常见的并发症之一,尤以胰体尾切除术后最为常见,常表现为腹痛、持续腹胀、发热、腹腔引流液浑浊及引流量增加,引流液淀粉酶检测值明显增高。漏出的胰液刺激周围皮肤可引起疼痛、糜烂,应保持引流通畅、给予营养支持、广谱抗生素,酌情给予胰酶抑制剂等。瘘口周围皮肤定时涂氧化锌软膏保护,减少胰液腐蚀皮肤。同时注意监测淀粉酶、胆红素变化。胰瘘是导致术后腹腔出血最主要的病因,因此应高度重视,积极处理,消除隐患。

(3)胆瘘:多发生于术后5~10日,主要表现为腹痛、腹膜炎症状,并伴有发热、黄疸、恶心、呕吐等,可引流出较多的含有胆汁样液体。胆肠吻合引流管拔除后出现的胆瘘,可表现为腹胀和肠麻痹。处理原则:包括右侧卧位或半卧、禁食水、有效引流、抗感染治疗、营养支持,周围皮肤涂氧化锌软膏保护。

(4)腹腔感染:表现为腹腔引流管引流出脓性混浊液体,有时伴有恶臭味、发热和白细胞计数增高。引流液培养有细菌生长。保守治疗无效时,需进行手术引流。

(5)功能性胃排空障碍:主要临床表现是不能规律进食且需要胃肠减压。

术后进食出现腹胀、反酸和恶心，呕吐大量胃内容物，或术后留置胃管超过7日，且引流量大于800ml/24h，夹闭胃管后出现腹胀、呕吐。处理原则：禁食水并持续胃肠减压，肠内、外营养支持治疗，适当应用促胃动力药，并鼓励患者早期下床活动，促进肠蠕动。

9. 健康指导

（1）合理膳食，勿暴饮暴食，少食多餐，循序渐进，减轻患者消化道负担。

（2）保证生活规律，睡眠充足，适当加强有氧运动，提高免疫力。

（3）密切监测血糖变化，掌握胰岛素储存、使用方法，以及高血糖、低血糖的临床表现和预防、处理措施。

（4）定期随诊复查，如有体温升高、食欲下降、恶心呕吐、黄疸加重或再次出现消化道出血（呕血或黑便）等异常现象及时来医院就诊。

（李　燕）

第八节　膀胱肿瘤护理常规

膀胱癌源自膀胱尿路上皮系统，是泌尿系统最常见的恶性肿瘤。其中尿路上皮癌占所有膀胱癌的90%~95%，吸烟和长期接触芳香胺类是目前较为明确的致病危险因素。通常表现为无痛性、间歇性、肉眼全程血尿或镜下血尿；尿频、尿急、尿痛和排尿困难；严重者引起肾盂积水、腰痛等症状。膀胱癌治疗总的趋势是采取综合治疗，原则上无浸润或浅肌层以内浸润癌应争取保留膀胱手术，即经尿道膀胱肿瘤切除术和膀胱部分切除术。肿瘤较大，超过深肌层浸润癌及多次复发者，根据情况合理选择全膀胱切除术。

一、术前护理常规

1. 执行外科术前护理常规。

2. 病情观察　密切观察血尿变化，血尿引起血红蛋白变化或者有血块患者应卧床，密切注意血红蛋白变化，对症止血或膀胱冲洗，血尿严重者术前给予补血，尿路梗阻需留置尿管。

3. 肠道准备　根治性全膀胱切除术术前3日无渣饮食，术前1日流质，术前晚8点以后禁食禁水。并于术前3日口服番泻叶代茶饮，术前1日清洁洗肠。遵医嘱口服抗生素。

4. 造口定位　根治性全膀胱切除术在术前1~2日完成术前定位，防止造口并发症的发生，提高患者术后生活质量。

5. 心理准备　帮助需行尿流改道术的患者充分认识造口及相关护理知识，消除患者对"排泄方式"改变带来的顾虑，积极应对手术。

二、术后护理常规

1. 执行外科术后护理常规。

2. 执行全身麻醉后护理常规。

3. 执行术后疼痛护理常规。

4. 膀胱肿瘤电切术后常规行膀胱冲洗，保持膀胱冲洗通畅，密切观察膀胱冲洗引流液的颜色，根据引流液颜色的变化及时调整冲洗速度，防止血块阻塞尿管，确保尿路通畅。停止膀胱冲洗后应指导患者多饮水，多排尿，达到自身冲洗的作用。

5. 膀胱全切回肠代膀胱术后应持续胃肠减压，密切观察胃液的性质、颜色、量并做好记录。待排气后拔除胃管开始进食，从清流、流质、半流质逐渐过渡到普食。密切观察患者进食后有无恶心、呕吐、腹泻、腹胀、腹痛、肠梗阻症状。

6. 保持各引流管通畅，严格记录引流量。回肠代膀胱或可控膀胱因肠黏膜分泌黏液，易堵塞引流管，注意及时挤压将黏液排出，有贮尿囊者可用生理盐水间断冲洗。

7. 回肠代膀胱术后，应密切观察泌尿造口乳头的大小、高度、颜色。术后正常为粉红色，一般高度为 1.2~2cm，如发现乳头颜色灰暗且发绀，则可能是由于血液供应受阻所致，需立即通知医生。术后可立即佩戴泌尿造口底盘，保持造口周围皮肤清洁干燥。

8. 膀胱灌注前应避免大量饮水，灌注后指导患者变换体位，平卧、左右侧卧、俯卧位，每 5~10 分钟变换一次体位，每次灌注羟喜树碱保留不超过 1~2 小时，盐酸表柔比星保留不超过 30 分钟。待药物排除后鼓励患者多饮水，起到生理性膀胱冲洗的作用，降低化学性膀胱炎的发生。同时观察有无尿频、尿急、尿痛、血尿发生，及时对症处理。

9. 行原位新膀胱术后，应训练患者通过增加腹部力量排尿，每次排尿后注意观察排尿量、排尿间隔和是否有残余尿及其尿量。

10. 并发症的观察与护理

（1）出血：术后持续膀胱冲洗至冲洗液清亮止。

（2）尿外渗：膀胱穿孔所致，临床表现为腹痛、发热。穿孔如在腹腔内，进入腹腔冲洗液较多，应尽快手术处理。腹膜外穿孔，留置尿管即可。

（3）造口并发症：密切观察造口有无出血、缺血坏死、水肿、回缩、膨出或脱垂，造口周围皮肤有无尿酸结晶、皮炎等现象，及时对症处理。

11. 健康指导

（1）保留膀胱手术患者需遵医嘱坚持定期膀胱灌注化疗。

（2）定时随诊，如果出现肉眼血尿，尿频、尿急或排尿困难，耻骨上疼痛或下腹部肿块等问题及时就诊。

（3）禁烟限酒，少饮咖啡、多饮水，多吃新鲜蔬菜、水果。密切接触致癌物质者加以劳动保护。

（4）做好泌尿造口患者及家属的康复指导。

（魏　力）

第九节　原发性恶性骨肿瘤护理常规

原发性骨肿瘤源于骨和软骨，其中骨肉瘤是最常见的骨原发恶性肿瘤。骨肉瘤好发于青少年的长骨干骺端，依次为股骨远端、胫骨近端、肱骨近端等，多半发生在膝关节周围。骨肉瘤最常见的临床表现是疼痛和局部肿块，伴有或不伴有运动功能障碍。有 5%~10% 发生病理性骨折，晚期可出现全身症状。目前骨肉瘤采用以手术和化疗为主的综合治疗。

一、术前护理常规

1. 执行骨科术前护理常规。

2. 完善检查　协助医生完成常规化验；完善术前影像学检查以明确手术方式如保肢或截肢；与医生沟通以明确保肢手术的具体方式；新辅助化疗后并发症的处理等。

3. 适应性训练　四肢和躯干部位手术者，术前指导患者进行术后患肢制动的体位、功能位变化的训练；脊柱手术患者需练习床上平卧位大、小便。

4. 局部制动与固定　脊柱肿瘤患者需卧硬板床并支具固定。协助患者翻身及搬运患者时应采用"轴线翻身"和"一字搬运"，防止发生病理性骨折。

5. 营养支持　指导患者进食高蛋白、高热量、高维生素、低脂肪且易消化的食物，必要时给予肠外营养支持，提高患者抵抗力。

6. 疼痛护理　按照三阶梯镇痛原则给药。年龄＜14 周岁的患儿，根据体重给药，做到剂量准确。观察用药后有无恶心、呕吐、头晕、嗜睡、呼吸抑制等不良反应的发生。

7. 心理护理　骨肉瘤患者多为青少年，应多与患者及父母沟通，教会他们如何面对治疗的过程及今后生活的挑战。因治疗时间长，需要安排好工作学习。对手术造成的运动功能障碍要有心理预期。

二、术后护理常规

1. 执行骨科术后护理常规。

2. 执行全身麻醉后护理常规。

3. 执行术后疼痛护理常规。

4. **病情监测** 观察术区有无渗血、渗液,有无发红、肿胀、热感、疼痛等不适,保持切口敷料清洁干燥;密切观察患肢血液循环,有无皮肤苍白或青紫、温度降低;肢体有无剧烈疼痛或麻木;肢端动脉搏动有无减弱或消失;毛细血管充盈时间是否延长;截肢术后观察切口边缘皮肤颜色、温度、感觉情况及有无坏死;肢体有无肿胀。上述如有异常及时对症处理。

5. **体位** 保持患肢功能位。股骨远端膝关节假体置换术后膝关节可屈曲 15°~30°,踝关节中立位。胫骨远端膝关节假体置换术后,膝关节伸直位固定,禁止屈膝。髋关节置换术后,以平卧位为主,患肢外展(15°~30°)中立位,采用限位鞋固定,双腿间置梯形枕,禁止外旋、屈髋及屈膝,防止髋关节脱位。截肢术后残端平放于床上,避免关节屈曲。小腿截肢者避免在膝下垫枕。

6. **负压引流管护理** 妥善固定,定时挤压,保持引流通畅。观察引流液的颜色、性状和量并准确记录。一般引流液少于 50ml/24h 且切口无红肿、波动感,无发热等表现即可考虑拔管。

7. **功能锻炼** 预防下肢静脉血栓,术后抗凝治疗 2 周左右。根据手术方式确定肌肉锻炼方法,避免肌肉萎缩,活动强度以患者不感到疲劳和疼痛为宜,循序渐进。做好下肢关节、假体置换术的康复指导。指导患者正确使用拐杖。

8. **截肢护理** 截肢术后残肢训练包括关节活动度训练和增强肌力训练两方面,遵循尽早进行、循序渐进的原则。

9. **假肢护理** 指导患者保持患肢髋、膝关节伸展。术后待切口完全愈合,即可以遵医嘱在专业人员指导下安装假肢。

10. 并发症的观察与护理

(1)假体脱位:是髋关节置换术后最常见的早期并发症,通常在全身麻醉清醒过程的躁动状态及术后 2 周卧床翻身的操作中发生。在进行各项操作和治疗时,应将整个关节托起,不可单纯牵拉、抬动患肢,术后早期禁止屈髋、屈膝及盘腿动作。

(2)感染:是保肢手术后严重的并发症,往往发生在术后 1~3 个月。一旦发生感染,多数患者需要取出植入物、长期抗感染甚至截肢。选择合适的保肢方法、严格无菌操作、术中严格止血、术后保持引流通畅和合理的抗生素应用等均是预防感染的关键。

(3)植入物排斥:表现为无菌性切口迁延不愈合及肢体肿胀、术后窦道形成及渗液等。观察术后体温、切口情况及时对症处理。一旦发现植入物排斥,要及时与医生、患者及家属沟通并决定下一步治疗方案。

11. 健康指导

（1）指导患者掌握肢体残端和人工关节的日常活动方法，保证生活质量。

（2）指导患者在辅助化疗期间加强功能锻炼。

（3）定期随诊复查。

（4）提高有效的心理支持和专业支持。

（5）建立假肢或截肢患者协会或群体，并进行假肢使用方法指导及反馈。

（李　燕）

第十节　前列腺肿瘤护理常规

前列腺肿瘤包括前列腺上皮来源或间叶来源的肿瘤，大部分为恶性肿瘤，包括前列腺癌、前列腺肉瘤等。本节主要介绍前列腺癌的护理常规。前列腺癌是发生于老年男性前列腺组织中的恶性肿瘤，是前列腺腺泡细胞异常无序生长的结果。其发病原因尚不明确，主要诱发因素包括遗传与基因、年龄、饮食与环境、雄激素水平。前列腺穿刺活检是诊断前列腺癌的"金标准"，另外结合直肠指检、经直肠超声检查、PSA 测定、CT 和 MRI 影像学检查。早期临床症状不明显，肿瘤进展期因为肿瘤侵犯尿道膀胱，会出现类似前列腺增生的尿路梗阻及尿路刺激症状，如急性尿潴留、血尿、尿失禁等。晚期出现骨转移、淋巴结转移及恶病质。主要治疗依据肿瘤分期、临床症状、患者耐受度等采取密切随访观察、内分泌治疗、放射治疗、化疗、根治性前列腺切除术等治疗方案。

一、术前护理常规

1. 执行外科术前护理常规。

2. 心理护理　前列腺癌的治疗方案较多，治疗周期长，患者对知识的认知度差，会出现焦虑等不良情绪。要积极与患者沟通交流，耐心做好解释工作，鼓励患者表达自身感受，保持稳定心态。

3. 营养支持　建议患者进食高蛋白、高维生素、低脂、易消化饮食。忌烟酒、咖啡等，忌辛辣刺激性食物，忌壮阳补肾类食物。

4. 特殊检查　向患者详细讲解留取血清 PSA 检查及前列腺穿刺活检的注意事项，完善检查前后各项准备工作，确保检查结果的准确性。

5. 前列腺癌晚期患者 70% 有骨转移，采用阶梯式镇痛方案帮助患者减轻痛苦。指导患者做好安全防护，避免发生跌倒受压等易造成骨折的事件。

二、术后护理常规

1. 执行外科术后护理常规。

2. 执行全身麻醉术后护理常规。

3. 执行术后疼痛护理常规。

4. 术后卧位　麻醉清醒前平卧位,头偏向一侧。麻醉清醒,血压平稳后取低半坐卧位,以利于引流。循序渐进,根据个体化情况制订不同的活动计划。

5. 严密监测生命体征变化,做好记录,持续低流量吸氧。

6. 密切观察手术切口有无渗血渗液,有无腹痛、腹胀,若出现恶心、呕吐、腹痛加剧、血便等,警惕肠管损伤的可能。

7. 保持各引流管的通畅及有效引流。详细记录引流液的颜色、性状、量的变化。每日两次清洁会阴部,保持皮肤及导管清洁干燥。

8. 并发症观察与护理

(1)出血:引流管持续有新鲜血液流出,≥100ml/24h,切口胀痛有新鲜血液渗出时,应使用止血药物,牵引尿管压迫止血,静脉补充液体,必要时输血治疗。

(2)直肠损伤:观察是否有肠液渗出,及时更换敷料。加强营养支持,抗生素治疗,充分引流,必要时二次手术。

(3)尿瘘:患者表现为引流尿液减少,下腹部疼痛,有条件可以使用床旁B超进一步确诊。可以暂停膀胱冲洗,半卧位促进引流,保持有效引流。

(4)深静脉血栓:术后早期从远端向近端逐段活动四肢,必要时给予抗凝治疗。

(5)尿失禁:早期进行有效盆底肌的康复训练,增加外括约肌功能,增加盆底肌的支持力量;每次收缩会阴部维持10秒,重复做10次,每日至少3次,体位不限。保持会阴部的清洁干燥。

9. 健康指导

(1)劳逸结合,术后3个月内避免剧烈活动,如负重、骑自行车,以免发生继发性出血。

(2)合理健康饮食,忌食辛辣刺激食物,戒烟酒,保持大便通畅。

(3)有尿失禁者,保持会阴干燥清洁,定时训练收缩盆底肌。

(4)注意有无腰痛、骨关节疼痛等骨转移的发生。按时复诊。

(5)若出现血尿、排尿困难或尿线变细等征象时需及时就诊。

(程　茹)

第十一节　胃部肿瘤护理常规

胃癌是我国最常见的恶性消化道肿瘤之一,胃的恶性肿瘤大部分是胃癌。患者早期多无明显症状体征,逐渐出现上消化道非特异性症状,包括上腹部不适、心窝部隐痛、食后饱胀感等,可以出现类似胃炎及十二指肠球部溃疡的症状。随着病情的进展,逐渐出现腹部疼痛加重、食欲减退、消瘦、乏力、消化道出血等,根据患者出血速度的快慢和出血量的大小,可出现呕血和黑便;若幽门部分或完全梗阻则可致恶心与呕吐;贲门癌和高位小弯癌可有进食哽咽感。晚期患者可能出现腹部肿块、左锁骨上淋巴结肿大、直肠凹触及肿块、腹水等全身症状。治疗原则为以手术为中心的综合治疗。护理人员要具备对病情的观察分析能力,保证患者安全渡过围术期。

一、术前护理常规

1. 执行外科术前护理常规。

2. 营养支持　及时评估患者营养状况,有无幽门梗阻、贫血消瘦合并其他疾病导致的营养不良等。鼓励患者进食高蛋白、高热量、低脂肪、易消化饮食,少食多餐。中、重度营养不良患者给予肠内、外营养支持,及时纠正贫血及水、电解质紊乱,提高手术耐受性。

3. 合并幽门梗阻者需禁食、持续胃肠减压、3% 温盐水洗胃,以减轻胃黏膜水肿。

4. 合并贫血者告知患者及家属活动时注意安全,防止晕倒跌伤,必要时加床档保护。

5. 呼吸道准备　术后肺感染是胃癌术后常见并发症,对老年患者及肺部基础疾病患者尤其要加以重视。术前加强宣教,彻底戒烟,预防感冒等呼吸道感染。评估肺功能状态,进行有效的咳嗽和肺功能锻炼,必要时给予雾化吸入及相应药物治疗。

二、术后护理常规

1. 执行外科术后护理常规。

2. 执行全身麻醉术后护理常规。

3. 执行术后疼痛护理常规。

4. 病情观察　严密监测体温、脉搏、呼吸、血压、血氧饱和度等生命体征,注意神志变化,发现异常及时报告医生给予相应处理。

5. 鼓励患者深呼吸,协助咳嗽排痰,加强雾化吸入减少肺部并发症。

6. 管路护理　妥善固定各引流管,保持通畅。严密监测引流液颜色、性质及量的变化,及时发现腹腔出血、吻合口瘘、淋巴乳糜漏、腹腔积液、腹水等。

7. 营养支持　严格执行肠内、外营养护理常规。禁食期间注意补液,纠正水、电解质失衡,补充能量和营养,对有贫血及低蛋白血症者应遵医嘱对症处理。

8. 指导和协助患者早期下地活动,促进胃肠功能恢复,减少肺部并发症的发生。

9. 饮食护理　肠蠕动恢复后可试饮水,无腹胀、腹痛后拔除胃管,饮少量水。次日进少量流质,如无腹胀腹痛等不良反应,逐渐过渡至半流质,指导少食多餐,避免易胀气食物。

10. 并发症的观察与护理

(1)出血:如术后持续引出鲜血,应立即快速补液、应用止血药物、输血等措施。密切监测血压、脉搏、尿量、血红蛋白变化,并做抗休克治疗。短期内观察无明显好转,应及时再次手术。

(2)十二指肠残端瘘/胃肠吻合口瘘:是胃癌术后严重的并发症。多发生于术后1周左右,突发上腹剧痛或胀痛,腹膜刺激征并伴有高热,严重可引起全身中毒症状。引流管可引流出含胆汁的混浊液体。半卧位,保持引流通畅,严密观察腹腔引流管的引流量和颜色,保护引流口周围皮肤。发热患者需对症处理,必要时要连续冲洗。经保守治疗无改善者,可考虑手术治疗。

(3)残胃排空障碍:发生于术后开始进食后,主要表现为进食后上腹饱胀、恶心、溢出性呕吐。多数可通过保守治疗治愈。

(4)吻合口狭窄及梗阻:表现为进食后上腹胀满、恶心、呕吐、呃逆等,注意观察呕吐物中是否含有胆汁,判断梗阻部位。机械性梗阻一般需手术治疗,吻合口狭窄可考虑胃镜下扩张术。

(5)倾倒综合征:于进食后出现上腹饱胀不适、恶心呕吐、腹泻、心慌、头晕、出汗等症状。应立即平卧,数分钟后可缓解。少食多餐高蛋白、高脂肪、低碳水化合物饮食,餐后平卧30分钟。多数可通过饮食调节控制症状。

11. 健康指导

(1)规律饮食,少食多餐,细嚼慢咽,逐增进食量和食物种类。避免冷、烫、硬、辣及油煎炸食物。限制过甜流质食物。干稀分食,防止食物过快进入小肠,限制碳水化合物的摄入,餐后卧床20~30分钟等有助于预防倾倒综合征。

(2)定时监测营养状况,戒烟戒酒,保持乐观心态,劳逸结合,积极参与社会活动,提高生活质量。

(3)坚持治疗,定期复查,按时服药。

(李　燕)

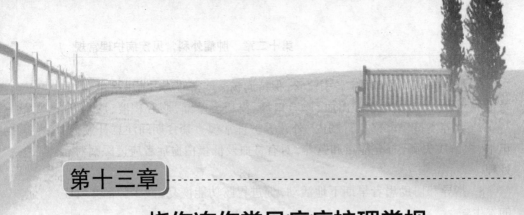

第十三章

烧伤冻伤常见疾病护理常规

第一节 热力烧伤护理常规

热力烧伤是指热液(热水、热油、热汤)、火焰、炽热金属(熔化的液体或灼热的固体)、蒸汽和高温气体所致的组织损伤,无论是平时还是战时以热力烧伤最为多见,占各种烧伤原因的85%~90%,完善有效的护理是烧伤患者顺利康复的重要保证。

一、初期急救处理

入院时迅速了解患者烧伤原因,烧伤时所处环境、烧伤经过及急救处理情况。评估烧伤面积及深度、局部和全身情况,了解有无复合伤情况,即刻组织人力投入抢救,做好病室环境准备,准备好气管切开包、吸引器、氧气等抢救用物,并迅速建立静脉通道,以便补充血容量,留置尿管以利于抢救时尿量等观察。

二、休克期护理常规

(一)及时、准确输液

1. 遵医嘱补液 遵循"先盐后糖,先晶后胶,先快后慢"的补液原则,交替有序给予,注意同种性质的液体不能连续长时间输入,特别是不宜短时间内输入大量水分。

2. 早期快速补液 有休克表现者,须快速补液,在短期内补足液体,使患者血压、心率、尿量维持在理想水平。但老年人代偿功能弱,易发生肺水肿和心力衰竭,因此输液速度要均匀,切忌快速补液。小儿短时间内输入大量液体,亦会引起脑、肺水肿和心力衰竭,因此小儿输液要交替、均匀输入。脑外伤患者的输液速度要适当控制,在补足血容量的同时,加以脱水。

3. 根据尿量调节输液速度　尿量 < 30ml/h 时,应应快补液,快速补液后若患者尿量仍不增加,应警惕有其他并发症发生的可能,及时报告医生,尿量超过 100ml/h 时,提示输液速度过快,应适当控制输液速度。

4. 液体保温　在输液过程中,可使用恒温器,使输入体内的液体温度达32℃左右,避免输入大量低温液体对机体的刺激,加重患者休克。

（二）病情观察与护理

1. 神志　患者若烦躁不安、神志恍惚或表情淡漠,提示脑部缺血、缺氧。小儿不哭不闹,反应迟钝,要高度警惕,防止发生严重休克和脑水肿。

2. 口渴　患者口渴常由于血容量不足,一般待休克纠正后,口渴可自行缓解。为减轻口渴症状,可少量多次饮用糖盐水,避免引起呕吐和胃扩张;不能无限制的给患者饮水,避免发生水中毒。

3. 体温　体温过高,见于严重休克或脑水肿的患儿,可出现高热、昏迷、抽搐,可用冰袋等进行降温,必要时使用退热、镇静剂。体温过低或不升,常见于严重大面积烧伤患者及老年人,应注意保暖。

4. 血压和心率　烧伤休克期成人收缩压应维持在 90mmHg 以上,脉压差在 20mmHg 以上,小儿收缩压维持在 80mmHg 以上,血压下降、脉压差减少,表示有休克存在,应加快补液。成人心率应小于 120 次/分,小儿小于 140 次/分,如果成人心率超过 160 次/分,儿童心率超过 180 次/分,应立即报告医生。

5. 尿量　休克期应观察每小时尿量,维持在体重 0.5~1ml/（kg·h）。如有血红蛋白尿应及时通知医生。

（三）创面护理

1. 早期清创

（1）清除创面污物,如粉尘、灰渣不易除去时,不要强行清除,以免加重创面损伤或引起剧痛而导致休克,但面部创面异物应仔细清除。

（2）尽量保留完整水疱皮,保护创面,减轻疼痛,有助于浅度创面的愈合。已污染、破溃、皱褶的水疱,易引起感染故应去除水疱皮。

2. 包扎疗法护理

（1）保持敷料清洁和干燥。如发现敷料潮湿时及时更换。包扎敷料宜厚,吸水性要好。

（2）密切观察创面,及时发现感染征象,如患者出现突然发热、切口异味、疼痛加剧、渗出液颜色改变等应加强换药,必要时可改用暴露疗法。

（3）包扎不宜过紧,从远心端开始,包扎完后注意观察患者肢端血运循环情况,观察有无青紫、发凉、麻木、肿胀等情况,并抬高肢体,四肢、关节等部位的包扎应注意保持其功能位置。

3. 暴露疗法护理

（1）保持病室清洁、干燥、温暖，室内温度维持在30~32℃，相对湿度40%。严格执行消毒隔离，无菌操作，严格探视制度，以防增加创面感染的风险。

（2）保持床单位清洁和干燥。

（3）保持创面干燥，渗出期用消毒敷料定时吸去创面过多的渗出液，若发现痂下有感染，立即去痂引流，清除坏死组织。

（4）定时翻身，交替暴露受压创面，避免创面长时间受压而影响愈合，创面已结痂时注意避免痂皮裂开引起出血或感染。极度烦躁或意识障碍者，适当约束肢体，防止抓伤。

（四）特殊部位烧伤护理

1. 眼部烧伤 及时用无菌棉签清除眼部分泌物，局部涂烧伤药膏或用烧伤膏纱布覆盖加以保护，以保持局部湿润。

2. 耳部烧伤 及时清理流出的分泌物，外耳道入口处放置无菌干棉球并经常更换，耳周部烧伤应用无菌纱布铺垫，避免侧卧，以免耳郭受压，防止发生中耳炎或耳软骨炎。

3. 鼻烧伤 及时清理鼻腔内分泌物及痂皮，鼻黏膜表面涂烧伤膏以保持局部湿润、预防出血，合并感染者用抗菌液滴鼻。

4. 会阴部烧伤 多采用暴露疗法，及时清理创面分泌物，保持创面干燥、清洁；在严格无菌操作下留置导尿管，注意会阴部清洁，预防尿路及会阴部感染。

三、感染期护理常规

1. 生命体征观察与护理 体温突然升高到40℃以上，伴有寒战，或下降36℃以下，同时出现持续心率增快，心率＞130~140次/分，呼吸变化都提示有侵袭性感染存在。此时应每1~2小时测量体温一次，及时抽血送血培养，体温超过38.5℃时需积极采取降温措施。

2. 精神状态观察和护理 大多数侵袭性感染患者早期表现为兴奋、烦躁、谵妄、幻觉、骚动等，之后表现为抑制、表情淡漠、反应迟钝、嗜睡。注意保持室内安静，光线柔和，尽量减少刺激。做好肢体约束，使用床挡，以防坠床。

3. 胃肠道反应 食欲缺乏，腹胀或腹泻，肠鸣音减弱或消失，随着病情发展，症状逐渐加重。腹胀时应停食糖类、牛奶等产气食物，必要时应禁食，甚至胃肠减压。

4. 如有严重感染，创面往往出现恶化表现。应随时观察创面情况：分泌物多少、气味、色泽、水肿程度、上皮生长情况、有无坏死斑、创周的皮肤有无炎性反应。同时也要注意观察正常皮肤有无出血点和坏死斑及其变化。

5. 使用翻身床时,注意每次换下来的床屉的清洁并保持干燥,及时更换床单。翻身时更换清洁的纱布垫。使用悬浮床也要注意床单位的清洁。

6. 营养支持　严重烧伤患者由于高热,创面渗出,分解代谢增加,加上摄入、吸收及利用不足,患者在短期内可出现营养不良。遵医嘱给予肠内及肠外营养。

四、烧伤后康复及预防瘢痕增生

1. 功能锻炼　可采取主动和被动活动两种方法,被动活动包括按摩、关节被动活动。

2. 瘢痕的防治　可采用加压包扎及药物治疗,瘢痕防治应持续治疗。

五、精神和心理障碍护理

烧伤患者从开始经历一个遭受生理、心理和社会等多种因素干扰。烧伤后常见的精神障碍有创伤后应激障碍,抑郁症甚至焦虑症。做好患者心理护理是至关重要。

六、并发症的观察与护理

1. 心力衰竭　注意观察有无心力衰竭的临床表现,如心慌、意识障碍、休克、呼吸困难、大汗、咳嗽、咳粉红色泡沫痰等。遵医嘱给予对症治疗与护理。

2. 肺水肿　急性肺水肿是严重烧伤,特别是重度吸入性损伤常见的严重并发症之一,最早可发生在伤后 1 小时以内,但一般出现较晚,甚至在 12 小时后出现,因此在烧伤休克复苏期间,必须避免医源性因素诱发肺水肿,最常见的是静脉输液过量,或者单位时间内输液过度、过快。

3. 急性呼吸窘迫综合征　注意观察患者有无呼吸急促,心动过速、低氧血症,是否伴有多器官功能障碍。做到早发现早处理。此病应加强气道管理,重视气道湿化和吸痰;给予氧疗和机械通气。

4. 急性肾衰竭　观察患者有无血红蛋白尿和肌红蛋白尿、血尿,尿量突然减少甚至无尿症状,如有应高度警惕急性肾功能不全的发生,及时通知医生协助处理。

七、健　康　指　导

1. 宣传防火、灭火和自救等安全教育知识。

2. 创面愈合过程中,可能出现皮肤瘙痒等,告知患者勿搔抓。深度烧伤愈合后有瘢痕形成,可能出现痒痛、皮肤干燥等症状,应及时进行抗瘢痕治疗。干燥的皮肤可涂抹一些油膏,如凡士林油膏等。瘢痕活动期禁食辛辣的食物和饮酒,并注意防强紫外线照射。

3. 指导进行康复训练,最大程度恢复机体生理功能。

4. 指导进行生活自理能力训练,鼓励参与一定家庭和社会活动,重新适应生活和环境。

（齐华英）

第二节 植皮术护理常规

植皮手术是治疗深度烧伤的主要措施之一。为使手术能达到预期效果,必须做好供皮区的准备和手术后护理。

一、术前护理常规

1. 执行外科术前护理常规。

2. 皮肤准备

（1）供皮区术前准备:术前一日用脱毛剂去除供皮区及附近的毛发,肥皂水洗净,保持创面周围皮肤清洁。头部供血区反复多次取皮或烧伤初愈仍残留有部分痂皮,不便剃除头发者,请示医生同意后可先将头发剪短,洗净,待术中用手术刀剃净。

（2）受皮区术前准备:剃净受皮区邻近毛发,清洁创周正常皮肤,去除皮肤上的污垢或胶布痕迹。

3. 根据手术面积和供皮区部位酌情备血。

二、术后护理常规

1. 执行外科术后护理常规。

2. 执行全身麻醉术后护理常规。

3. 执行术后疼痛护理常规。

4. 供皮区术后护理

（1）手术区妥善包扎固定,松紧适宜,并保持患肢功能位;抬高患肢并制动。

（2）供皮区可采用包扎或半暴露。注意观察供皮区外敷料是否干燥。有无渗血,如有新鲜渗血,可去掉部分外层纱布,再加无菌敷料,用绷带适当加压包扎。植皮区固定制动,切忌拉动。

（3）头部供血供皮包扎两日,可去除外层敷料,留内层纱布紧贴创面,如下肢为供皮区,应卧床休息至创面愈合。

（4）供皮区观察:如有臭味、分泌物增多、疼痛时,须及时换药,供皮区内层纱布不宜更换,只需去掉感染部分纱布,清除脓液,行暴露疗法或更换新的敷料。

5. 病情观察与护理

(1)观察局部有无渗血,如有渗血,将外层敷料做上标记,如渗血范围大,应及时报告医生进行处理,出血量大时遵医嘱及时输血。

(2)四肢手术后多包扎妥善固定,制动,抬高患肢,注意观察肢端血运。

(3)躯干手术应避免包扎过紧影响患者呼吸。

(4)面颈部手术者垫高肩部,减少、减轻嘴部和颈部活动,必要时提前留置胃管,以减少咀嚼和吞咽动作。及时清洁眼部和鼻部分泌物。如有咳嗽及时止咳、镇咳。

(5)肛周植皮,应术前清洁灌肠,术后 1~2 周无渣饮食,随时注意肛门及周边的清洁。

(6)禁止在术区输血,输液,测血压,以免产生植皮片下出血影响皮片成活。

(7)如为皮瓣手术,应观察皮瓣温度及颜色并制动。

6. 预防感染 严格无菌技术操作,用含 500mg/L 有效氯消毒液擦拭室内物品 2 次 /24 小时,严格限制人员探视,严防交叉感染。

7. 术后心理护理 经常与患者进行沟通,了解其心理动态.及时安慰、鼓励患者,增进食欲和睡眠,有利于创面的修复。

三、健 康 指 导

1. 普及安全知识,加强安全防护意识,避免受伤。

2. 伤后恢复期需要加强功能锻炼,促进机体功能恢复,防止肌肉挛缩和关节僵硬,并进行抗瘢痕治疗。

（齐华英）

第三节　电烧伤护理常规

电烧伤是指电流通过人体产生电热效应、电生理效应、电化学效应和电弧、电火花等致人体以及皮肤、皮下组织、深层肌肉、血管、神经、骨关节和内部脏器的广泛损伤。其严重程度取决于电流强度和性质(交流或直流、频率)、电压、接触部位的电阻、接触时间长短和电流在体内路径等因素。

一、现 场 急 救

电损伤后死亡原因大多是在事故现场出现心跳、呼吸骤停,因而电损伤患者的现场急救非常关键。迅速使患者脱离电源,可关闭电源或用绝缘物挑开电线和电器。当患者脱离电源后,即行现场急救,如出现呼吸、心跳停止,给予心肺复苏。

二、病情观察与护理

1. 迅速建立静脉通道,遵医嘱进行液体复苏补液,早期补液量多于一般烧伤,电烧伤患者往往有不同程度心肌损伤,复苏补液时要防止心力衰竭和肺水肿。

2. 严密监测病情　监测脉搏,成人 120 次/分以下。观察尿量及尿色,有无酱油色尿;遵医嘱补充碳酸氢钠碱化尿液,给予利尿剂或甘露醇,维持尿量 100ml/h(每小时尿量高于一般烧伤的标准),防止急性肾功能损伤。

3. 创面观察与护理

(1)低电压损伤由于创面局限、较浅,一般换药或植皮术即能痊愈。

(2)高压电损伤产生的组织坏死不仅累及皮肤,而且造成大量深部组织的坏死和缺损。早期坏死范围不易确定,可以异体皮或异种皮暂时覆盖,2~3 日后,再行较彻底探查。切除坏死组织,包括可疑组织(肌肉颜色改变,切割时收缩性减弱)。

(3)组织缺损多,肌腱、神经、血管、骨骼已暴露者,在彻底清创后,应用皮瓣修复。

(4)肢体电损伤应密切观察肢体肿胀情况、皮肤颜色、皮肤温度及末梢血运情况,必要时给予焦痂切开减张,包括筋膜切开减压。使用翻身床,按时翻身,避免创面长期受压。

4. 密切观察有无继发性出血,床旁常备止血带和止血包,可在患者近心端高位血管处结扎。

5. 加强营养护理　遵医嘱给予高热量、高蛋白、高维生素饮食,必要时添加肠外营养。

6. 预防感染　严格无菌技术操作,用含 500mg/L 有效氯消毒液擦拭室内物品 2 次/24 小时,严格限制人员探视。严防交叉感染。因深部组织坏死,局部供血、供氧障碍,应特别警惕厌氧菌感染,局部应暴露,过氧化氢溶液冲洗、湿敷。注射破伤风抗毒素。

7. 心理护理　患者在经历了突发的意外事故及较长的治疗过程,心理承受能力大大下降,尤其是电烧伤创面引起的患者自我形象受毁,及致残率较高,因此患者在心理上容易产生恐惧、焦虑、紧张等不良情绪,直接影响医患关系及治疗护理的正常进行。护理人员应通过耐心细致的心理护理,提高患者对疾病的认知度,消除患者疑虑、焦急、紧张心理,使患者树立信心,积极配合治疗。

三、并发症观察与护理

1. 中枢神经系统　多为高压电损伤所致。患者可出现休克症状，表现为意识不清、躁动、抽搐、呼吸快而不规则、瞳孔缩小、血压下降等症状，应及时通知医生。

2. 急性肾衰竭　急性肾损伤是高压电损伤最常见并发症，引起急性肾损伤的主要原因是患者有严重的血红蛋白和肌红蛋白尿，经肾脏排泄时，可引起肾痉挛，血红蛋白和肌红蛋白沉积肾小管而堵塞肾小管，造成肾小管变性坏死而致肾衰竭。

3. 继发性出血　是高压电损伤较常见并发症，一般发生在伤后 2~3 周，少数在 4 周以上。大多数是由于坏死组织脱落，而包围在坏死组织中的血管由于本身有管壁的损伤而破裂出血，患者床边常规放置止血带，电损伤患者的肢体如疑有出血危险，应放置于被子外面，便于观察处理。

4. 白内障　白内障是电损伤特有的并发症，发病机制尚未完全清楚。观察患者有无白内障的发生，出现后一般不能吸收，需手术治疗，预后大多良好。做好患者生活护理。

四、健 康 指 导

1. 向患者讲解电烧伤的特点，一般有入口和出口，入口伤口较出口重，伤口有进行性肿胀的可能，如果出现伤口胀痛加重或出血现象及时报告。

2. 告知患者进行功能锻炼的重要性，遵医嘱循序渐进锻炼。

3. 截肢患者除嘱其进行功能锻炼外，还要积极配合安装假肢，以便能够重返社会。

4. 电击伤后有些患者会出现电击伤后白内障，嘱其注意相关变化，如有异常及时到医院行相关检查。

（齐华英）

第四节　化学烧伤护理常规

化学烧伤是化工企业常见的职业性危害，往往由于生产设备跑、冒、滴、漏或工人操作不慎而引起。临床可分为碱烧伤与酸烧伤。当酸、碱接触皮肤后，由于对皮肤的直接刺激、腐蚀作用以及化学反应热而导致皮肤损害。因致伤因子与皮肤接触时间往往较热烧伤长，损伤常为进行性，甚至可通过皮肤、呼吸道、消化道黏膜吸收导致全身各脏器损害。损伤程度取决于化学物质的性质、剂量、浓度、穿透性、接触皮肤的范围和时间，以及急救措施是否及时等。

一、急 救 处 理

1. 紧急处理 脱离致伤因子,入院后应立即脱去被化学物质浸溅的衣物,并立即用流动冷水冲洗创面,使化学物质稀释或洗掉,冲洗时间至少1小时。对面部有烧伤或自诉眼部疼痛的伤员,应立即检查双眼并优先冲洗,了解致伤物质的性质,应选用相应的解毒剂或对抗剂,采取相应的处理。

2. 酸烧伤处理 冲洗后可用5%碳酸氢钠溶液湿敷;若为碱烧伤则可用0.5%~5%醋酸或2%硼酸湿敷,待中和后再次用水冲洗,防止残余酸或碱继续渗入。

3. 生石灰烧伤处理 首先将创面上残余的生石灰刷擦干净,再用水冲洗,以避免冲洗时生石灰遇水后放出大量热,加剧皮肤碱烧伤和热烧伤。

4. 磷烧伤处理 用大量清水冲洗或将烧伤部位浸于水中,用1%硫酸铜,可形成无毒性的磷化铜,便于识别和移除,但必须控制硫酸铜的浓度不超过1%,如浓度过高,反可招致铜中毒。应在水下移除磷粒,避免磷颗粒暴露在空气中继续燃烧加重伤势,清创时忌用油质纱布,以防止磷溶于油脂内被吸收。

5. 头面部烧伤患者要特别注意眼部护理,如发现眼睑痉挛、流泪、结膜充血、角膜上皮损伤等,则考虑存在眼化学烧伤,必须急速在现场彻底冲洗眼部,使烧伤减少到最小程度。注意眼部与五官的冲洗,以免严重角膜损伤致盲或导致其他后果。

6. 早期增加输液量,加用利尿剂以排出毒性物质。

二、休克患者护理

创面冲洗时间要相对缩短,积极抗休克治疗。护理同烧伤休克期护理。

三、化学烧伤观察与护理

(一)常见酸烧伤观察和护理

1. 硫酸、硝酸和盐酸 均可使组织脱水,组织蛋白沉淀、凝固,故一般无水疱,迅速成痂,不继续向深部组织侵蚀。硫酸烧伤后痂呈深棕色,硝酸者为黄棕色,盐酸可痂下愈合,深度烧伤脱痂较迟,脱痂后肉芽创面愈合较慢,因而瘢痕增生较一般烧伤明显,创面处理同热力烧伤。

2. 氢氟酸 能溶解脂肪和使骨质脱钙,继续向周围和深部侵蚀,可深及骨骼,早期用大量水冲洗后,可用饱和氯化钙或25%硫酸镁溶液浸泡,或10%氨水纱布湿敷或浸泡,局部注射小量5%~10%葡萄糖酸钙($0.5ml/cm^2$),以缓解疼痛和减轻进行性损害。

（二）常见碱烧伤观察与护理

1. 氢氧化氢、氨、石灰及电石烧伤　较常见。强碱可使组织细胞脱水并皂化脂肪，碱离子还可与蛋白结合，形成可溶性蛋白，向深部组织穿透，若早期处理不及时，创面可继续扩大或加深，并引起剧痛。

2. 苛性碱烧伤　创面呈黏滑或皂化焦痂，色潮红，有小水疱，创面较深，焦痂或坏死组织脱落后，创面凹陷，边缘潜行，常不易愈合，强碱烧伤后急救时尽早冲洗，时间至少 30 分钟，一般不主张用中和剂，如创面 pH ≥ 7.0，可用 2% 硼酸湿敷创面，再冲洗，冲洗后最好采用暴露疗法，以便观察创面变化，深度烧伤应尽早切痂植皮。

（三）磷烧伤观察和护理

磷是细胞质毒物，吸收后能引起肝、肾、心、肺等脏器损害，可用 3%~5% 碳酸氢钠湿敷包扎。对于深度磷烧伤，应尽早切痂植皮，受侵犯的肌肉应广泛切除，如肌肉受侵范围较广或侵及范围较广或侵及骨骼，必要时可考虑截肢，以防严重或致死性磷中毒。

四、病情观察与护理

1. 详细询问病史，包括烧伤的环境或条件等，了解化学物质的性状和毒理，及早采取针对性措施。

2. 病情观察　观察有无各系统中毒症状。

（1）呼吸系统：观察患者有无气急、声嘶、呛咳、胸痛、呼吸困难等症状。

（2）中枢神经系统：观察患者有无头痛、烦躁，甚至昏迷。

（3）消化系统：观察患者腹部有无绞痛、恶心、呕吐及腹泻水样物质，有无黄疸、肝脾增大。

（4）泌尿系统：观察患者有无少尿、肉眼血尿或镜下血尿、管型尿等。

（5）心血管系统：观察患者有无心率、心电图、血小板的改变。

五、预防肝肾功能损害

磷烧伤后可引起肝肾损害，酚烧伤后可引起急性肾衰竭。严密监测生命体征，准确记录 24 小时尿量。观察尿的颜色，如出现血尿、少尿，应加快输液速度，给予溶质性利尿剂，加速毒素排泄，使中毒症状迅速得到控制。

六、保持呼吸道通畅

防止呼吸窘迫综合征的发生。对吸入化学烟雾者，应严密观察呼吸情况。如患者出现刺激性咳嗽、肺部闻及湿啰音、呼吸困难等，应及时报告医生，协助医生进行气管切开，并予超声雾化吸入，低流量持续吸氧。

七、创面护理

同热力烧伤创面护理。

（齐华英）

第五节 冻伤护理常规

冻伤是寒冷损伤的一种,由于寒冷潮湿作用侵袭局部组织发生冻结所引起的损伤,分为两类,一类为非冻结性冻伤,由10℃以下至冰点以上的低温、潮湿所致,如冻疮;另一类为冻结性冻伤,由冰点以下的低温(一般在-5℃以下)所致,分为冻伤(局部)和冻僵(全身)。

1. 冻伤急救处理

（1）迅速脱离寒冷环境,将其转运至暖和的房间内,搬运时动作要轻柔,去除冻伤者寒冷潮湿的衣、裤、袜,冰冻不易解脱者,用温水(40℃)使其融化后去除。尽早行全身和局部复温,加盖被服保暖。

（2）进食热饮:能进食者可给予热饮,如热牛奶、热豆浆、菜汤等。不可饮酒,以免增加散热。

（3）尽快复温:①用温水40~42℃浸泡肢体或浸浴全身15~30分钟,使体温迅速提高至接近正常,浸泡过久会增加组织代谢,反而不利于恢复;②水量充足,小心避免烫伤,勿用火炉烘烤或拍打;③复温程度为皮肤变软、有弹性、肢端转红润、指甲变红,若患者全身冻僵复温时,一般待肛温恢复到32℃左右,停止继续复温(停止复温体温还要继续上升3~5℃);④复温后应在22~25℃室内继续保暖。

（4）心跳、呼吸骤停者给予实施心肺复苏、吸氧等急救措施。

2. 创面处理

（1）剪除污染的已分离的疱皮,用无菌纱布吸净创面渗出液及分泌物。

（2）复温后如有水疱或血疱,勿剪破疱皮,待48小时后,疱皮低位剪破并复位。

（3）Ⅰ度冻伤:又称红斑性冻伤,伤及表皮层,应保持创面清洁干燥。

（4）Ⅱ度冻伤:又称水疱性冻伤,伤及真皮层,经复温消毒后用敷料包扎,水疱可抽吸渗出液后再加压包扎。

（5）Ⅲ度冻伤:又称坏死性冻伤,伤及皮肤全层或皮下组织多用暴露疗法,切除坏死组织,必要时植皮,肢体远端冻伤严重者可考虑截肢。

（6）Ⅳ度冻伤:又称深度坏死性冻伤,损伤深达肌肉、骨骼,创面处理同Ⅲ度冻伤。

3. 评估患者 严密观察创面色泽、温度、损伤范围、创面肿胀程度变化。

4. 心理护理 认真耐心解释病情以消除顾虑,给予安慰和劝导,消除患者对预后的顾虑。

5. 减轻疼痛 若患者在复温过程中剧烈疼痛,做好患者疼痛评估,遵医嘱使用镇静剂及止痛剂。

6. 皮肤较大面积冻伤或坏死时,注射破伤风抗毒素。

7. 预防感染 严格手卫生,实施保护性隔离。

8. 饮食 进食高蛋白、高热量的饮食,补充多种维生素和微量元素,保证患者能量给予。

9. 并发症的观察与护理

(1)预防休克:尽快建立静脉通路,补充血容量,防止休克,维持水及电解质、酸碱平衡,避免应用缩血管药物。

(2)预防脑水肿:遵医嘱给予清蛋白、维生素 C 等,减少水肿,促进损伤细胞修复,必要时可使用利尿剂。

(3)维护呼吸功能:保持呼吸道通畅、吸氧,防止肺部感染。

(4)改善局部血液循环,遵医嘱给予低分子右旋糖酐、肝素等避免血细胞凝聚和血栓形成。

(5)皮肤较大面积冻伤或坏死时,给予抗菌药物、破伤风抗毒素或气性坏疽抗毒血清防治感染,并注意观察药物的不良反应。

(6)肾功能不全:遵医嘱给予利尿剂,观察患者有无反应迟钝、肢体麻木、嗜睡或躁动不安,严密监测尿量,及时通知医生,对症处理。

10. 健康指导

(1)防寒:告知患者严冬季节皮肤暴露处应当保护,如出门时使用口罩、手套、防风耳罩。涂少量凡士林可减少皮肤散热,也有保温作用。鞋袜大小、松紧要合适,不要过紧过小。

(2)防湿:潮湿可加速体内热量的散发,容易发生冻伤,因此要保持服装鞋袜的干燥,受潮后要及时更换,有利于保温。

(3)防静:要避免肢体长期静止不动,坐久了、立久了要适当活动,以促进血液循环、减少冻疮发生。

(4)提高机体抵抗力:冬季室外工作者应注意休息和营养,平日锻炼身体,以增加抗寒能力,戒酒,因酒后血管扩张,增加人体热量向外发散,反而不利于抗寒。

（齐华英）

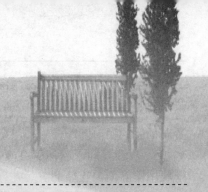

第十四章

器官移植常见疾病护理常规

第一节　肾移植手术护理常规

肾移植是指通过手术的方法将某一个体活性肾脏移植到终末期肾病患者体内,使之迅速恢复原有的功能,以代偿其肾脏功能,是治疗终末期肾病的唯一有效方法。

一、术前护理常规

1. 执行外科术前护理常规。

2. 病情观察

（1）健康史包括　肾病情况;其他器官功能状况;既往史;手术史、药物过敏及其他疾病病史。

（2）身体状况全身情况及局部情况:包括肾区有无疼痛、压痛、叩击痛以及疼痛的性质、范围、程度;辅助检查:实验室检查、影像学检查、特殊检查、咽拭子细菌培养。

（3）心理及社会状况　包括患者心理状态;对疾病的认知程度以及社会支持系统状况。

3. 心理护理　向患者详细讲解肾移植的相关知识,解除患者顾虑,减轻恐惧,增加战胜疾病的信心,以良好的心理状态接受手术。

4. 完善相关检查　除常规检查外,另行 ABO 血型相容试验及预存抗体的检测（淋巴细胞毒交叉配合试验、群体反应性抗体检测、人类白细胞抗原配型）。

5. 营养支持　鼓励患者进食低钠、优质蛋白、高碳水化合物、高维生素饮食,必要时遵医嘱给予肠内、外营养,以改善患者的营养状况纠正低蛋白血症,提高手术耐受性。

6. 术前透析　术前 24 小时内充分透析,避免高血钾及术后因血容量过多引起心脏负荷过重导致心力衰竭,保证术中及术后安全。

7. 准备术中用药和物品　静脉用抗生素、抑酸剂、大剂量激素、抗排斥药物、CT 等影像资料。

二、术后护理常规

1. 执行外科术后护理常规。

2. 执行全身麻醉术后护理常规。

3. 执行术后疼痛护理常规。

4. 病情观察

(1)严密监测生命体征,如体温 > 38℃注意是否发生排斥反应或感染。

(2)准确记录出入量:详细记录 24 小时出入量,尤其要严密监测每小时尿量,并根据尿量及时调整补液速度与量,保持出入平衡。

(3)密切观察患者的精神状态,如面色、口唇颜色。

(4)监测患者的血、尿常规,以及肝肾功能,发现异常及时报告。

(5)观察移植肾区有无压痛、肿胀,加强对移植肾质地的检查。

5. 免疫抑制剂的应用与监测

(1)免疫抑制剂的应用:肾移植患者须终身服用免疫抑制剂(除同卵双生子之间的移植外)。剂型、剂量应遵医嘱正确准时给药。

(2)免疫抑制剂浓度监测:按医嘱定期测定患者血药浓度,测谷值浓度应在服药前,测峰值浓度应在服药后 2 小时。

6. 饮食　能自主摄入时,应给予高蛋白、高维生素、易消化的食物,少食多餐,鼓励患者多饮水,日饮水量达 2000~2500ml,防止肾血流量灌注不足。

7. 心理护理　患者肾移植术后容易产生个性变异,出现恐惧、焦虑、烦闷、消极悲观、孤独、绝望等心理反应。个别患者会怀疑异体肾的质量,害怕肾源对自己身体会产生不良影响,此时医护人员应认真了解心理变化因素,及时与患者及家属进行有效沟通,鼓励患者勇敢面对现实,树立生活信心,克服不良心理。

8. 并发症观察与护理

(1)出血:密切观察敷料渗血情况及引流管引流液的颜色、量及性质变化。如患者出现冷汗、面色苍白、血压下降、脉搏快而弱等急性出血性休克征象,应及时报告医生。

(2)感染

1)注意观察切口皮肤有无红肿、血肿、脓肿,保持切口敷料的干燥,如有渗血渗液要及时更换,注意无菌操作。若患者体温逐渐升高,无尿量减少但血肌酐上升等改变,常提示感染的存在。

2)严格病房管理和无菌技术操作,加强消毒隔离和基础护理,确保病室符合器官移植病房的感染控制规范要求。

(3)排斥反应

1)肾功能延迟恢复:如患者术后5~7日突然少尿、无尿或一过性多尿、血清肌酐等指标增高,提示有移植肾功能延迟恢复,报告医生,遵医嘱恢复血液透析,定期B超检查,监测肾血流,延迟时间过长应行肾脏穿刺,了解移植肾情况。

2)急性排斥反应:①密切观察患者的生命体征、尿量、肾功能及移植肾区局部情况,体温突然升高且持续高热,伴有血压升高,尿量减少,血清肌酐上升,移植肾区肿胀感,质地变硬,伴压痛及情绪改变时,应警惕排斥反应的发生;②发生排斥反应时应向患者详细讲解发生移植排斥的原因,药物治疗的效果,消除其紧张、恐惧心理;③遵医嘱正确及时执行排斥的冲击治疗;④排斥逆转的判断:抗排斥冲击治疗后如体温下降至正常,尿量增多,体重稳定,移植肾肿胀消退、质变软、无压痛,全身症状缓解或消失,血肌酐、尿素氮下降,往往提示排斥逆转。

(4)尿瘘:尿瘘多发生在拔除尿管和双J支架管后,如果切口缝合处渗出液增多并可闻到尿液的气味,导尿管中的尿液减少而引流管中的引流液增多,应考虑为尿瘘。及时通知医生,行肾B超检查、检查尿肌酐和乳糜试验。

9.健康指导

(1)注意个人卫生及饮食卫生,避免生冷及刺激性食物,禁止服用增强免疫功能的滋补品,如人参和人参制品。

(2)按时按量服用药物,不能自行增减剂量或改药,定期监测血药物浓度。

(3)合理安排作息时间,选择适当运动项目,如慢步、太极拳等。保持心情愉悦,不可劳累过度。

(4)在流行性感冒等传染病流行季节,最好不要去公共场所,以免增加感染机会。

(5)注意移植肾的保护,避免突然地弯腰、暴力冲击引起移植肾的损伤。

(6)详细介绍排斥反应可能出现的症状,及时按时复诊。定期复查移植肾B超,监测血常规、肝功能、尿常规等。

（齐华英　赵　文）

第二节　肝移植护理常规

肝移植是指通过手术的方法将某一个体活性肝脏移植到终末期肝病患者体内,代偿其肝脏功能,是治疗终末期肝病和急性肝衰竭唯一有效方法。

一、术前护理常规

1. 执行外科术前护理常规。

2. 病情观察

（1）健康史　包括患者肝病的发生、发展及诊治情况；其他器官功能状况；既往史：手术史、药物过敏及其他疾病病史。

（2）身体状况　全身和局部情况；密切观察包括生命体征，有无水肿、贫血及营养不良；肝区有无疼痛，疼痛的性质、范围、程度及有无压痛。辅助检查：实验室检查、影像学检查、特殊检查、咽拭子细菌培养。

（3）心理和社会支持状况

1）心理状态：有无抑郁、悲观、消极，心理反应类型：迫切型、恐惧型、迟疑型。

2）认知程度：对肝移植相关知识的了解程度及是否愿意接受肝移植手术以及手术期望值程度。

3）社会支持系统：患者对手术风险及医疗费用的承受能力。

3. 术前备血　肝移植手术因创伤大，患者本身凝血功能差、门静脉高压等致术中出血较多，术前常规一般备血 4000ml，血浆 2000~3000ml，血小板 16U，一定数量人血白蛋白等。

4. 心理护理　了解患者心理状态和知识认知程度，有无抑郁、悲观、消极，心理反应类型：迫切型、恐惧型、迟疑型。对肝移植相关知识的了解程度及是否愿意接受肝移植手术，以及手术期望值程度。及时做好心理辅导，解除顾虑。

二、术后护理常规

1. 执行外科术后护理常规。

2. 执行全身麻醉术后护理常规。

3. 执行术后疼痛护理常规。

4. 病情观察

（1）维持有效呼吸：①监测呼吸功能，使用呼吸机患者，根据病情调整呼吸机的各项参数，保持呼吸道通畅；②脱机后注意观察呼吸情况，监测血氧饱和度及动脉血气分析等，并指导患者进行呼吸功能锻炼。

（2）维持体液平衡

1）血流动力学监测：持续、动态监测患者心率、血压、血氧饱和度、肺毛细血管楔压等，以掌握患者血容量情况。

2）监测水、电解质及酸碱平衡：监测每小时尿量、引流量、补液量等，定时监测动脉血气分析及电解质等，以了解体液平衡情况。

3)合理静脉补液:合理安排各类液体的输注顺序和速度。

（3）动脉测压管、漂浮导管和中心静脉导管护理:注意肝移植后患者抵抗力差,特别强调导管创口的护理、患者生命体征和中心静脉压等。

5. 营养支持 术后肝功能恢复较好的患者,给予高蛋白、高热量、丰富维生素、低脂、易消化的饮食,必要时经鼻肠管给予肠内营养支持。

6. 并发症观察与护理

（1）腹腔出血:腹腔出血常发生在术后 72 小时内。密切观察腹腔引流管引流液的量及性状,并准确记录,若每小时引出鲜红血性液大于 200ml 持续 1 小时以上,应报告医生。

（2）胆道并发症

1)胆瘘、吻合口瘘:吻合口瘘多因胆道吻合技术缺陷或吻合口血供不良所致,发生于术后早期,观察患者有无腹痛、高热、腹胀,腹腔引流管内有胆汁流出。

2)胆道狭窄:吻合口愈合过程中瘢痕形成或胆管断端血供不良,绝大多数可以通过介入治疗而治愈,如黄疸逐步加深为胆道梗阻或狭窄,胆汁过多可能是由于胆总管下段梗阻所致。

（3）感染:常发生于术后 4 周内,可发生细菌感染、真菌感染和病毒感染,表现为肺感染和败血症,以肺感染常见,应在整个护理过程中对患者做到保护性隔离。如腹痛、发热、寒战、黄疸、肝功能异常等,为胆道感染。

（4）排斥反应:主要是急性排斥反应,多发生在移植术后 7~14 日内,主要表现为肝区胀痛、畏寒、发热、精神萎靡、乏力、昏睡、食欲缺乏、黄疸及血胆红素和肝酶系急剧上升,最直接、反应最快的指标是胆汁量锐减、稀薄和色淡。

（5）供肝失活:注意观察引流管引流液、胆汁的性质和量,正常胆汁色泽为黄褐色或金黄色,较稠厚、清而无渣。胆汁过少或无胆汁可能因肝功能障碍引起。

7. 免疫抑制剂的应用与护理

（1）免疫抑制剂应用是预防和治疗肝移植术后排斥反应的必要手段,必须终身服用。

（2）免疫抑制药物毒副作用大,应在医生的指导下,根据血药浓度及肝肾功能的情况进行合理用药。

（3）让患者及家属知道服药时间,作用持续时间,大致的作用机制及其可能发生的副作用;加强患者在治疗中的参与意识。

（4）向患者家属及患者详细说明免疫抑制剂的使用、副作用及注意事项,以免患者滥用药或不了解副作用而造成对移植器官的损伤。

（5）合理正确的使用药物，早期发现副作用。

8. 健康指导

（1）不吸烟、不喝酒，注意个人卫生。

（2）室内经常通风，术后6个月内尽量不去公共场所，外出需戴口罩。

（3）不接触花粉、小动物，以免感染病毒、细菌、寄生虫。

（4）饮食指导：尽量减少海鲜类产品及动物内脏类食物，忌食提高免疫功能的食物及保健品，不吃柚子，因为柚子会影响肝脏对免疫抑制剂的代谢。

（5）带"T"形管出院患者，教育患者要保持T形管周围皮肤及敷料清洁、干燥，按时换药，防止T形管扭曲、打折、受压或脱出，防止胆汁逆流感染，术后3~6个月拔管。

（6）定期复诊：定期检查肝肾功能、监测血常规、出凝血时间，复查肝脏B超，必要时行肝脏CT检查。

（7）术前为慢性乙型肝炎患者，术后必须坚持抗病毒治疗。

（齐华英　赵　文）

第三节　心脏移植护理常规

心脏移植是指针对晚期充血性心力衰竭和严重冠状动脉疾病进行的外科移植手术，是将已判定为脑死亡并配型成功的人类心脏完整取出，植入所需受体胸腔内的同种异体移植，从而延长患者的生存期和改善生活质量。

一、术前护理常规

1. 执行外科术前护理常规。

2. 术前护理常规

（1）术前准备：①行痰、尿的细菌培养，血型鉴定；②行淋巴细胞毒性交叉试验及HLA配型。

（2）重要脏器评估

1）心功能评估：①左心功能的评估：活动耐力很差，稍一活动就气喘或登一层楼即感呼吸困难者，需半卧位不能平卧休息者；②右心功能评估：患者有肝大、腹水者提示右心功能不全，手术耐受力下降，对强心、利尿治疗无效者更应提高警惕。

2）呼吸功能评估：首先询问患者有无慢性支气管炎、肺气肿、哮喘病史，近期有无呼吸道感染表现，咳嗽、咽部疼痛、体温升高等，若有急性呼吸道感染者必须治愈后方能手术。

3）肾功能评估：体外循环破坏血液有形成分，加上有时循环不稳定，易致肾衰竭，术前患者血液尿素氮、肌酐应在正常范围内，了解近期每日尿量，了解肝、肾功能化验结果。高于正常者应重复检查，找出病因，给予治疗，最好待肾功能正常后手术，否则将增加手术危险性。

4）肝功能评估：患者血清转氨酶、总胆红素升高超过正常值1倍以上者不宜手术，待治疗后复查，转为正常时再手术，血清白蛋白低于35g/L者应输入白蛋白治疗，凝血酶原时间＞14秒者给予维生素K₁治疗后手术。

（3）术前生理评估：了解患者体液与水、电解质平衡情况，查看入院后有关化验结果；了解患者血压、脉搏，并观察有无水肿、发绀、呼吸急促等现象；了解近期下列药物的应用情况（抗凝剂、抗生素、利尿剂、糖皮质激素、抗高血压药、抗心律失常药、强心剂）；了解神经系统基本情况，有无癫痫史。

（4）社会-心理评估：通过交谈了解患者对手术的信心与压力，鼓励患者说出各种忧虑和感受，并为其提供有关手术的正确信息，了解心理支持的水平；移植后患者接受新的生活方式的可能性及移植后的依从性。

二、术后护理常规

1. 执行外科手术后护理常规。
2. 执行全身麻醉术后护理常规。
3. 执行术后疼痛护理常规。
4. 血流动力学监护和护理　维持良好的血流动力学稳定性。
（1）心率：给予异丙肾上腺素调节心率，心率过慢者可应用异丙肾上腺素0.5~1μg/min（成人），增加心肌收缩，提高心率。术后至少持续4日。
（2）呼吸：用呼吸机辅助呼吸，听诊双肺呼吸音并评估呼吸状况。及时检查动脉血气，保持$PaO_2 > 80mmHg$，$PaCO_2$在30mmHg左右，pH在7.35~7.45之间，多数患者可在术后12小时之内停用呼吸机，拔出气管插管。
（3）血压：可适量应用硝酸甘油、前列地尔或硝普钠减轻心脏后负荷，维持平均血压70~80mmHg。
（4）血容量：维持患者血容量和肾灌注。①应用微量泵输入多巴胺、多巴酚丁胺各2~5μg/(kg·min)，必要时可加用肾上腺素支持循环；②必要时输入相应的成分，如血浆、浓缩红细胞或全血维持CVP（中心静脉压）8~12mmHg，保证尿量＞1ml/(kg·min)；③观察液体超负荷的症状和体征，X线有无肺部充血，颈静脉有无怒张。
5. 维持良好的通气功能
（1）根据病情可用常规通气或单侧通气，分别设定。

（2）观察呼吸状态,监测血氧饱和度,每侧肺呼吸机预值,每调节一次呼吸机后30分钟复查血气。

（3）听诊双肺呼吸音,注意有无水泡音,行胸部X线片,有无肺水肿征象。检查颈部、胸部,压之有无捻发音,观察有无气泡从引流管排出。

（4）吸痰要严格无菌操作,动作轻柔不宜过深。

（5）气管插管套囊压力20~25cmH$_2$O,每班监测一次。

（6）拔出后给予双孔导管或面罩湿化吸氧（4~6L）。

（7）鼓励深呼吸及有效咳嗽:在吻合口以下气管黏膜反射差,患者无法感知有痰否,因为无神经肺缺乏神经保护,咳嗽反射抑制,气管纤毛上皮功能受损。

（8）按医嘱应用支气管抑制剂,监测支气管痉挛发作次数。

（9）监测出入量:在维持容量的前提下按医生要求适度负平衡,及时处理代谢性碱中毒。

6. 病情观察

（1）连接呼吸机,听诊双肺呼吸音并评估呼吸状况。

（2）评估静脉注射装置,调整滴速,核准溶液种类,并做标记。

（3）监测每日出入量,每日称体重（或2次/周）。

（4）观察切口敷料是否清洁,引流管是否通畅,引流液性质、颜色及量。

（5）观察患者有无引流量骤然减少,CVP上升,血容量下降,尿量较少,奇脉,皮肤湿冷,出现花斑等心包填塞的临床表现。

（6）维持血钾在4.5~5.0mmol/L,观察患者有无房性期前收缩,遵医嘱及时应用普罗帕酮或胺碘酮治疗,有无室性心律失常,一般给予利多卡因静脉推注或微量泵持续输入。

7. 注意事项

（1）充分认识移植的心脏是去神经的,切断神经12小时候其末梢不再有神经递质释放。因此移植后心脏对儿茶酚胺的敏感性及迷走神经张力抑制缺乏,均在心率失常发生时起到重要作用。

（2）凡通过交感神经和迷走神经作用的药物对移植心脏均无直接作用（如阿托品）,而异丙肾上腺素敏感,移植后心脏较僵硬,每搏输出量相对固定,因而心输出量是相对固定,心输出量将经常随敏感的心率而变化,有时暂停更换异丙肾上腺素溶液时亦可使血流动力学变化。

（3）免疫抑制剂的应用:①监测BUN、肌酐、肝功能、血清胆红素及肝酶等;②维持免疫抑制剂的血药浓度;③观察受体有无头痛及震颤、癫痫状态;④注意口腔清洁,应用硫唑嘌呤或吗替麦考酚酯片,监测白细胞计数小于4×10^9/L、血小板计数小于50×10^9/L应及时通知医生;⑤应用糖皮质激素时应观察有无应激性溃疡,胃液 pH 小于 4,应予抗酸剂,皮肤护理每班至少 1~2 次,注意治疗用低盐饮食防止钠潴留;⑥应用多克隆抗体或单克隆抗体应注意观察体温及有无腹泻现象;⑦应用抗病毒药物时应注意有无骨髓抑制征象,监测白细胞及中性粒细胞。

8. 并发症观察与护理

(1)感染

1)保护性隔离:监测体温 37.5℃以上及时摄胸部 X 线片,做痰培养。

2)听诊深呼吸音,观察痰的性质。

3)观察切口有无红肿、疼痛及分泌物,定时更换敷料。

4)观察口腔黏膜、皮肤。

5)按时更换动脉、静脉延长管(72 小时),以及尿袋(7 日)。

6)采集血尿标本做细菌培养。

7)提供足够热量、水分及维生素,提高抵抗力。

8)任何花卉及未经消毒的水果不得带入室内。

(2)排斥反应观察

1)超急性排斥反应:心脏移植后立即发生或在移植后 24 小时内发生的体液免疫反应,表现为急性心力衰竭,心脏发绀、心肌出现广泛性坏死,循环不能维持,一旦出现,难以挽回,唯有再次心脏移植。

2)急性排斥反应:多发生在术后一年内,以术后 2~10 周发生率最高,急性排斥反应临床表现隐蔽,特异性不强,可出现精神萎靡、乏力、食欲下降、嗜睡、心率增快,听诊可闻及舒张期奔马律。心电图可出现各导联电压降低、T 波倒置及心律失常。心肌活检是诊断急性排斥反应的可靠方法。

3)慢性排斥反应:多发生在移植 1 年之后,也有更早发生的,慢性排斥反应严重影响患者的生存质量及寿命,临床表现主要为渐进性心功能不全,当出现心功能不全时可行冠状造影检查确诊。

9. 心脏活检、肺活检术后护理

(1)回病房后卧床 5~6 小时,经鼻导管或面罩吸氧。

(2)监测心电、血压、呼吸,听双肺呼吸音,观察有无呼吸困难征象。

(3)观察痰的颜色、观察有无气胸或血胸。

(4)观察有无心包填塞。

(5)测体温 4 次 /24 小时,持续 3 日。

10. 健康指导

(1)告知患者心脏移植术后须终生服用免疫抑制剂,按时按剂量服用药物的重要性。

(2)向患者提供药物副作用的知识,自我监测的方法(测血压)。

（3）向患者提供预防感染的知识，做好自我防护，尽量避免到人多的公共场合或空气状况不良的场所。

（4）向患者提供饮食、锻炼、自我保健知识。饮食少量多餐、多吃营养丰富易消化食物。饮食中忌食人参、蜂王浆、菌菇类、红枣、菠菜等提高免疫功能的食物，适当身体锻炼，增强机体抵抗力。注意根据天气情况增减衣物，预防感冒。注意休息与睡眠。

（5）保持大便通畅，过分用力排便会增加腹压，加重心脏的负担，甚至会产生严重后果。

（6）定期复查，如出现发热、恶心、呕吐、食欲缺乏、关节酸痛、全身乏力等不适时及时就诊。

（齐华英　赵　文）

第四节　肺移植护理常规

肺移植是治疗终末期肺疾病的唯一治疗方法，适用于不可逆终末期肺病预计寿命不超过 12~28 个月，日常活动明显受限，心功能良好，心理状态较好的患者。

一、术前护理常规

1. 执行外科术前护理常规。

2. 病情观察　观察患者生命体征、呼吸形态、神志、精神状况、日常活动的耐受情况、出入量情况、营养状况。

3. 体位　给予患者安全、舒适的端坐位休息，限制活动、减少氧耗。

4. 根据患者的血气分析结果和呼吸困难程度，给予适当流量的氧气持续吸入，必要时使用无创或有创呼吸机。

5. 饮食　给予患者高蛋白、富含维生素、柔软、易消化饮食，并少吃多餐。少吃或不吃产气食物，避免产气影响膈肌运动。

6. 并发症观察与护理　密切观察气短、气促、喘息、呼吸困难逐渐加重等慢性肺源性心脏病症状。

7. 运动的指导　耐心解释适当活动对提高手术成功的重要性。鼓励患者在床上适当活动双下肢，如抬腿、伸曲等运动。指导家属为患者进行双下肢的按摩，促进血液循环，防止肌肉萎缩。

8. 呼吸功能锻炼　指导患者练习腹式呼吸、呼吸操锻炼呼吸功能。指导患者掌握咳痰技巧。

9. 协助患者完成移植术前评估，以确定患者适合移植，并使手术的相关风险最小化。

185

二、术后护理常规

1. 执行外科术后护理常规。

2. 执行全身麻醉术后护理常规。

3. 执行术后疼痛护理常规。

4. 生命体征监测　严密监测生命体征及血流动力学改变，早期发现排斥反应表现。

5. 呼吸机辅助呼吸期间检测　密切观察患者呼吸的频率、节律、深浅度，有无面色潮红、呼吸困难等征象，监测潮气量、氧浓度、气道压力等呼吸功能指标。保持呼吸道畅通，术后早期支气管吻合口下方的分泌物必须应用纤维支气镜吸痰，吸痰时动作宜轻柔，压力适中。

6. 循环系统的监测　密切观察病情变化，每 15~30 分钟记录一次生命体征及各项监测数据，如中心静脉压（CVP）、肺动脉压（PAP）。维持心率 80~100 次 / 分钟，血压 90~120 / 60~80mmHg，CVP < 10cmH$_2$O 的范围。严格控制输液速度和量，观察每小时尿量，准确记录 24 小时出入量，量出而入，防止肺水肿及左心衰竭的发生。定时检测血气分析并记录，妥善固定压力传感器，每 2 小时用肝素盐水冲洗测压管一次。结合出入量、CVP、PAP 正确评估病情。

7. 执行胸腔闭式引流管护理常规　常规双肺移植患者，术后患者两侧分别放置 2 根引流管，单肺移植患者同侧安放上、下各 1 根引流管。

8. 排斥反应的监护　急性排斥反应一般出现在 1 周以后，最早可出现在术后第 4~5 日，肺排斥反应的主要临床表现有低热，逐渐加重的咳嗽、气短、白细胞计数升高、胸部 X 线影像恶化，动脉血氧饱和度下降等。随着新型免疫抑制剂的应用，非典型的排斥反应越来越多见，应细心观察临床症状，综合分析，配合气管镜检查以明确诊断。

9. 预防感染　感染是肺移植术后常见且又严重的并发症。

（1）严格执行无菌原则，尽早拔除各种侵入性管路并送细菌培养。充分湿化口腔、鼻腔后吸痰。严密观察气道分泌物的颜色、性质及量，遵医嘱做痰培养＋药物敏感试验，合理使用抗生素。随时监测血氧饱和度，用尽可能低的吸氧浓度维持最高的血氧饱和度（98%~100%）。

（2）做好保护性隔离：术后入住无菌隔离单人监护室，医护人员进室之前戴口罩、帽子、穿隔离衣、泡手。地面、桌面、物体表面每日用 1000mg/L 的含氯消毒液擦拭，2 次 /24 小时。

10. 卧位及雾化吸入　患者术后采取移植肺在上，自体肺在下的侧卧位，以维持较好的血氧饱和度。吸痰前后叩击患者的胸背部促使肺膨胀及排除痰液。当患者拔除气管插管有自主呼吸时,遵医嘱雾化吸入 3~4 次 /24 小时,每次 15~20 分钟,以利于痰液排出。清醒后协助患者床上适当活动,病情稳定鼓励患者尽早下床活动。

11. 并发症的观察与护理

(1)出血:定时挤压胸管,观察水柱波动情况和引流液的颜色、量,如发现胸引流量＞100ml/h,颜色鲜红并有血凝块应警惕有出血的可能,及时告知医生并做好再次开胸手术的准备。

(2)原发性移植肺功能丧失:原发性移植肺功能丧失(PGD)是肺移植术后 30 日内死亡的主要原因,观察患者移植后 72 小时内如出现严重的低氧血症、肺水肿时应立即通知医生,给予相应处理。

(3)急性排斥反应:观察患者有无感觉不适、气促、疲劳和发热,突然呼吸困难加重,动脉血氧分压下降明显,加大吸氧浓度后仍不能上升等征象。

12. 营养支持　以低脂、高蛋白、高维生素、易消化的饮食为宜。

13. 严格遵医嘱给予免疫抑制剂,并定期监测血药浓度。

14. 加强基础护理,保持皮肤清洁,预防压疮的发生,温水擦浴 2 次 /24 小时,及时更换消毒衣物,同时观察皮肤有无感染。

15. 健康指导

(1)告知患者严格遵医嘱服药,不可随意停药或更改剂量,定期检测免疫抑制剂血药浓度。

(2)指导患者注意个人卫生,增强自我保护意识,避免到人群密集的地方,防止感冒,预防感染。

(3)进食低盐、低脂、低糖、低胆固清淡易消化饮食,忌食提高机体免疫力的食物,如蜂王浆、木耳等。注意控制饮食,避免体重增长过快,影响血药浓度。

(4)定期复查,不适随诊。

（赵　文）

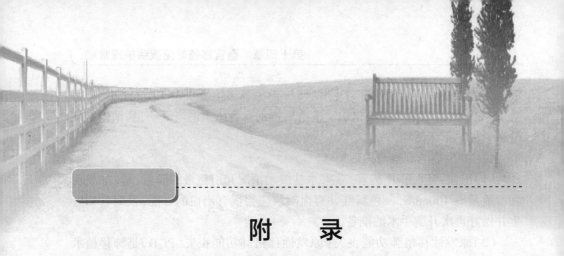

附　录

附录1　常用疼痛评估方法

常用疼痛评估方法包括视觉模拟评分法（visual analogue scale，VAS）、数字评分法（numerical rating scale，NRS）、Wong-Baker 面部表情评估法（the modified Wong-Baker faces scale）、文字描述评分法（verbal descriptors scale，VDS）、口头评分法（verbal rating scale，VRS）、改良面部表情评分法（the modified faces，legs，activity，cry and consolability scale，FLACC）。其中文字描述评分法虽然醒目、便于理解，但对文化程度低或不识字的人难以应用。口头评分法易理解，表达清楚、准确具体，但也易于受文化程度、方言等因素影响。改良面部表情评分法是通过表情、下肢、活动、哭泣可安慰性进行评分，多用于4岁或4岁以下幼儿、有先天性认知缺陷或老年人以及无法用其他评测方法的患者。下面我们主要介绍 VAS、NRS 和 Wong-Baker 面部表情评估法。

1. 视觉模拟评分法（VAS）　也称直观类比标度法，有线性图和脸谱图两类，是最常用的疼痛评估工具。其简便易行，但精确度稍差。国内临床上通常采用中华医学会疼痛医学会监制的 VAS 卡。VAS 卡是一线形图，分为10个等级，数字越大，表示疼痛强度越大，一般"0"分为"无痛"，"1~3"分为"轻度"，"4~6"分为"中度"，"7~10"分为"重度"。疼痛评估时用直尺量出疼痛强度数值即为疼痛强度评分（附图1）。另一类是脸谱图，以 VAS 标尺为基础，在标尺旁边标有易于小儿理解的笑或哭的脸谱，主要适合用于7岁以上、意识正常的小儿的各种性质疼痛的评估。使用前应做好详细的解释工作，使患者理解此法测痛与真正疼痛的关系，然后让患者在直线上标出自己疼痛的相应位置。该评估方法不宜用于老年人，因为老年人准确标定坐标位置的能力不足。

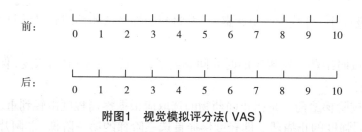

附图1　视觉模拟评分法（VAS）

2. 数字疼痛分级法（NRS）　此法类似于VAS法。准确简明，缺点是不能用于没有数字概念的患儿。其由0到10共11个数字组成，患者用0至10这11个数字描述疼痛强度，数字越大疼痛程度越来越严重。NRS具有较高信度与效度，易于记录，适用于文化程度相对较高的患者。

3. Wong-Banker面部表情量表法（FPS-R）　该方法是1990年开始用于临床评估，是用6种面部表情从微笑、悲伤至痛苦得哭泣的图画来表达疼痛程度的（附图2），是在面部表情疼痛量表（FPS）（7个面部表情）基础上修订来的。疼痛评估时要求患者选择一张最能表达其疼痛的脸谱。此法最初用于儿童的疼痛评估，但实践证明此法适合于任何年龄，尤其适用于3岁以上，没有特定的文化背景或性别要求。这种评估方法简单、直观、形象易于掌握，不需要任何附加设备，特别适用于急性疼痛者，老人、小儿患者，文化程度较低者，表达能力丧失者及认知功能障碍者，但需要观察者仔细辨识。

附图2　Wong-Banker面部表情量表法（FPS-R）

附录2　癌症三阶梯止痛疗法

1993年5月4日原卫生部与WHO专家合作正式开始推行世界卫生组织（WHO）癌症三阶梯止痛治疗方案。癌症三阶梯疗法是指根据轻、中、重不同程度的疼痛，单独和（或）联合应用一阶梯（以阿司匹林为代表的非甾体抗炎药）、二阶梯（以可待因为代表的弱阿片类药）、三阶梯（以吗啡为代表的强阿片类药），配合其他必要的辅助药来处理癌性疼痛。

三阶梯止痛疗法基本原则如下：

1. 口服给药　镇痛药最好的给药途径是口服。具有以下特点：①不受人员、地点限制，便于应用，可提高生活质量；②能够应对各种多发性疼痛；

③不良反应小,可减少医源性感染,并将耐受性及依赖性减到最低限度;④效果满意。

2.按时给药　按规定的时间间隔给药,维持有效的血药浓度,保证疼痛持续缓解。

3.按阶梯给药　是指止痛药物的选取应根据疼痛程度由轻到重,按顺序选择不同强度的止痛药。即轻度疼痛首选三阶梯的第一阶梯:非阿片止痛药物(以阿司匹林为代表);如果达不到止痛效果或疼痛继续加剧为中度疼痛,则选用非阿片类药物加上弱阿片类药物(以可待因为代表);如仍不能控制疼痛或加剧为重度疼痛,则选用强阿片类药物(以吗啡为代表),并可同时加用非阿片类药物,后者既能增加阿片类药物的止痛效果,又可减少阿片类药物用量,降低药物成瘾性。

4.个体化给药　由于个体差异,阿片类药物无理想标准用药剂量,能够达到满意镇痛的剂量就是合适剂量,故选用阿片类药物,应从小剂量开始,逐步增至缓解疼痛并无明显不良反应的剂量为止。

5.注意具体细节　对使用止痛药的患者要注意监护,密切观察其疼痛缓解程度及用药后不良反应,及时采取措施,提高止痛治疗效果。

（魏　力）

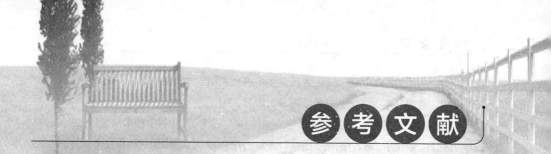

参考文献

[1] 中国加速康复外科专家组. 中国加速康复外科围术期管理专家共识(2016)[J]. 中华外科杂志, 2016, 54(6): 413-416.

[2] 魏丽丽, 黄霞, 张宏岩, 等. 临床实用护理常规[M]. 北京: 人民军医出版社, 2015.

[3] 杨辉, 张文光, 付秀荣. 外科责任制整体护理常规[M]. 北京: 人民卫生出版社, 2014.

[4] 李俊华, 程忠义, 郝金霞. 外科护理[M]. 武汉: 华中科技大学出版社, 2013.

[5] 李乐之, 路潜. 外科护理学. 5版[M]. 北京: 人民卫生出版社, 2012.

[6] 那彦群, 叶章群, 孙颖浩, 等. 2014版中国泌尿外科疾病诊断治疗指南[M]. 北京: 人民卫生出版社, 2014.

[7] 陈孝平, 汪建平. 外科学[M]. 8版. 北京: 人民卫生出版社, 2013.

[8] 黄志强, 黎鳌, 张肇祥. 外科手术学[M]. 北京: 人民卫生出版社, 1996.

[9] 李乐之, 路潜. 外科护理学[M]. 6版. 北京: 人民卫生出版社, 2016.

[10] 曹伟新, 李乐之. 外科护理学[M]. 北京: 人民卫生出版社, 2002.

[11] 朱京慈, 魏力, 冯正直. 中华战创伤学[M]. 郑州: 郑州大学出版社, 2016.

[12] 郭家强, 吴清玉. 心脏外科护理学[M]. 北京: 人民卫生出版社, 2003.

[13] 刘淑媛, 李庆印, 花蕾, 等. 心血管疾病特色护理技术[M]. 北京: 科学技术文献出版社, 2008.

[14] 李庆印. 心血管病护理手册[M]. 北京: 人民军医出版社, 2013.

[15] 李海燕, 李帼英, 陈韵岱. 心血管介入标准化护理管理手册[M]. 北京: 人民军医出版社, 2015.

[16] 孙桂芝. 最新心外科疾病围术期护理指南[M]. 北京: 人民卫生出版社, 2013.

[17] 赵继宗. 神经外科学[M]. 2版. 北京: 人民卫生出版社, 2012: 65-70.

[18] 王忠诚. 神经外科学[M]. 2版. 武汉: 湖北科学技术出版社, 2015: 295-800.

[19] 杨莘. 神经疾病护理学[M]. 北京: 人民卫生出版社, 2015: 280.

[20] 陈孝平, 汪建平. 神经外科学[M]. 8版. 北京: 人民卫生出版社, 2013.

[21] 郝希山. 肿瘤手术学[M]. 北京: 人民卫生出版社, 2008.

[22] 张惠兰, 陈荣秀. 肿瘤护理学[M]. 日津: 日津科学技术出版社, 1998.

[23] 强万敏. 肿瘤护理学. 日津: 日津科技翻译出版有限公司, 2016.

[24] 赫捷. 胸部肿瘤学 [M]. 北京：人民卫生出版社，2012.

[25] 梁寒. 胃癌 [M]. 北京：北京大学医学出版社，2012.

[26] 苑玉萍，张芹，何允兰. 护理质量管理规范 [M]. 日津：日津科学技术出版社，2008.

[27] 万德森，朱建华，周志伟，等. 肠造口康复治疗 [M]. 北京：中国医药科技出版社，2008.

[28] 胡爱玲，郑美春，李伟娟. 现代伤口与肠造口临床护理实践 [M]. 北京：中国协和医科大学出版社，2010.

[29] 孟宝珍. 医院护理管理规范及质量考核标准 [M]. 北京：化学工业出版社，2008.

[30] 孟宝珍. 常见疾病护理常规 [M]. 北京：化学工业出版社，2004.

[31] 中华人民共和国卫生部，中国人民解放军总后勤部卫生部. 临床护理实践指南 [M]. 北京：人民卫生出版社，2011.

[32] 钟元河，熊波. 护理技术规范与护理质量管理 [M]. 北京：中国医药科技出版社，2007.

[33] 王培霞，黄秀军，史书霞. 骨科实用护理手册 [M]. 上海：第二军医大学出版社，2010.

[34] 徐勇，张志宏. 前列腺癌 [M]. 北京：科学技术文献出版社，2009.

[35] 那彦群，叶章群. 2014 年全国泌尿外科疾病诊断治疗指南 [M]. 北京：人民卫生出版社，2014.

[36] 孟宝珍. 临床护理管理指南 [M]. 日津：日津科技翻译出版社，1996.

[37] 黄跃生. 烧伤外科学 [M]. 北京：科学技术文献出版社，2010.

[38] 刘永峰，郑树森. 器官移植学 [M]. 北京：人民卫生出版社，2014.

[39] 陈孝平，陈安民. 器官移植临床指南 [M]. 3 版. 北京：科学出版社，2013.

[40] 朱军，李黎明，林毅，等. 后腹腔镜手术治疗原醛症（附 90 例报告）[J] 中华泌尿外科杂志，2003，24（9）：602-604.

12检